ク
薬膳料理

季節によって表われやすい体の不調を癒《いや》し、
元気にしてくれるのは、やっぱり食べもの。
旬の食材の働きをうまく取り入れ、
おいしく楽しく、健《すこ》やかな心身を取り戻す
四季のレシピをご紹介します。

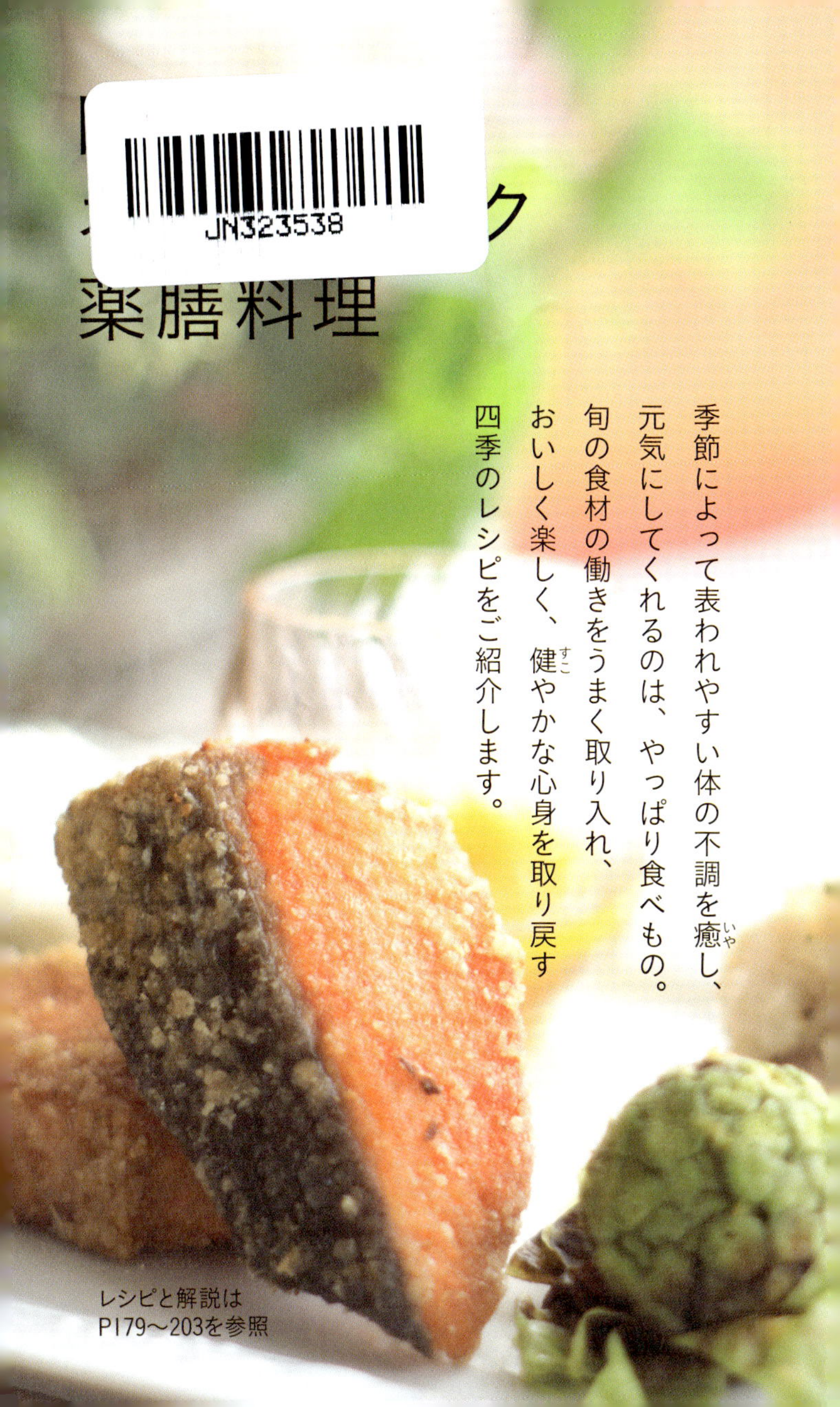

レシピと解説は
P179～203を参照

腸をキレイにする

春レシピ

冬の間にため込んだ毒素を、苦味成分で排出。
里いものムチンで保湿ベールをかけ、
アレルギー症状をやわらげます。

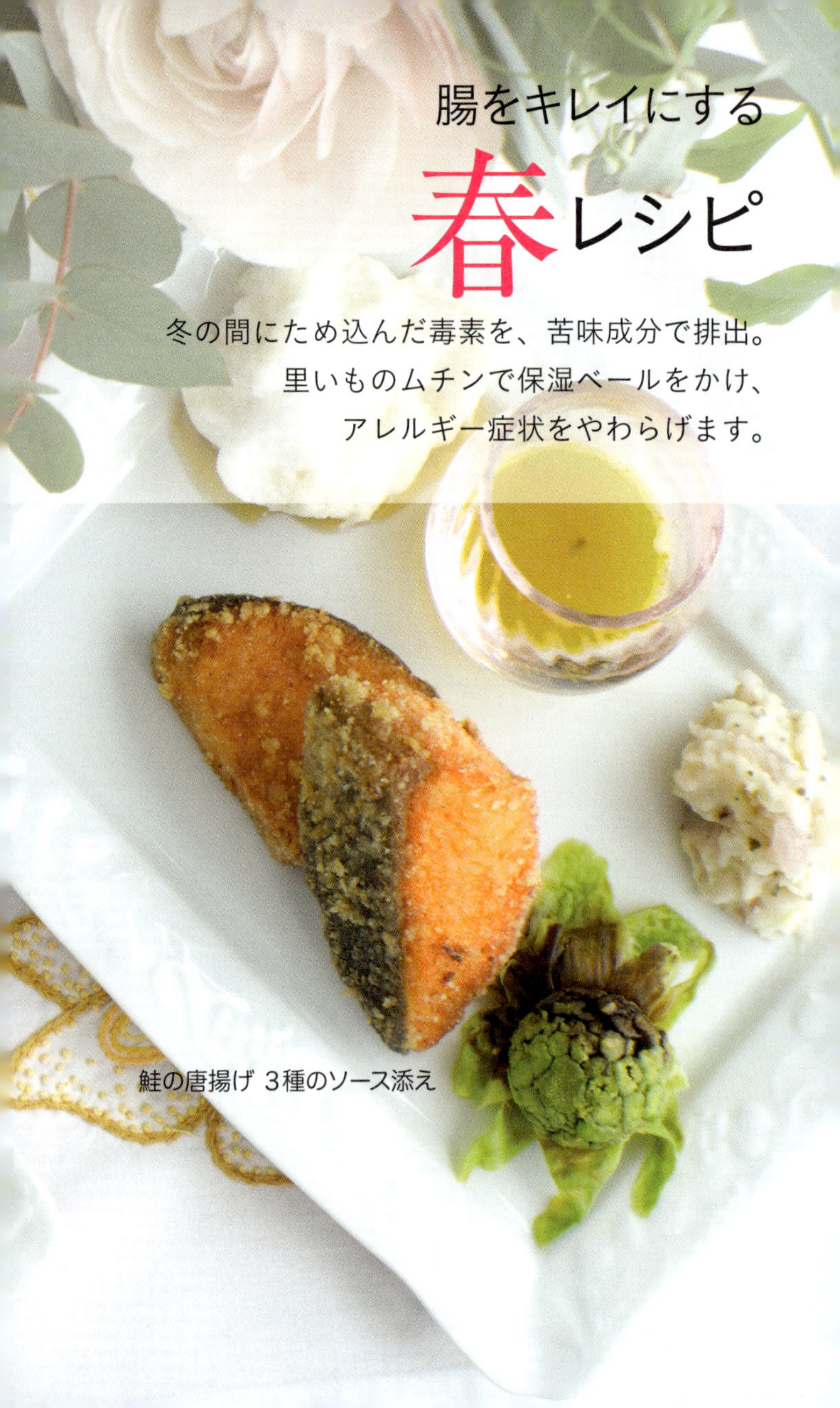

鮭の唐揚げ 3種のソース添え

果物器の滋養スープ

里いもの薬膳ハーブマッシュサラダ

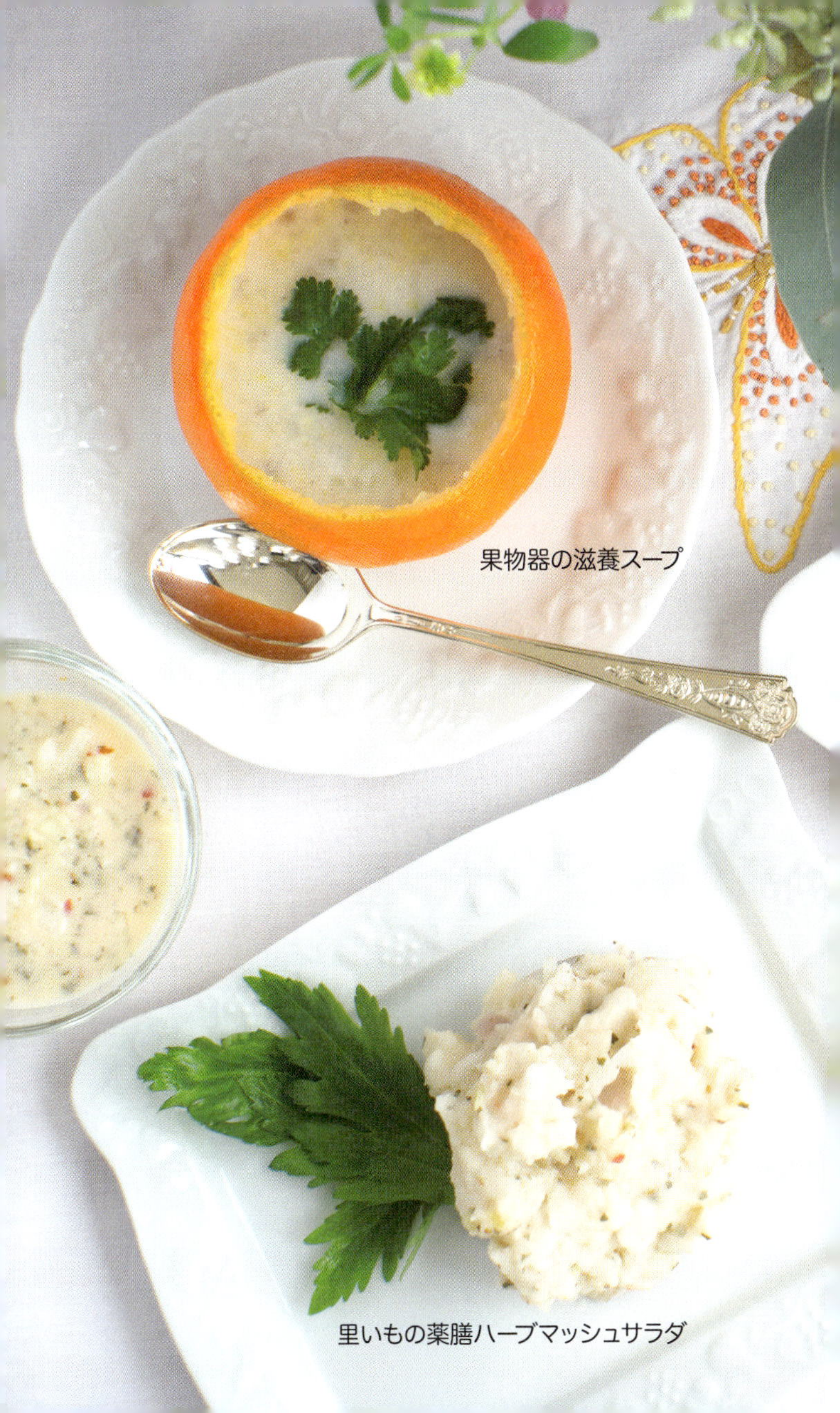

（春の基本のブイヨン）

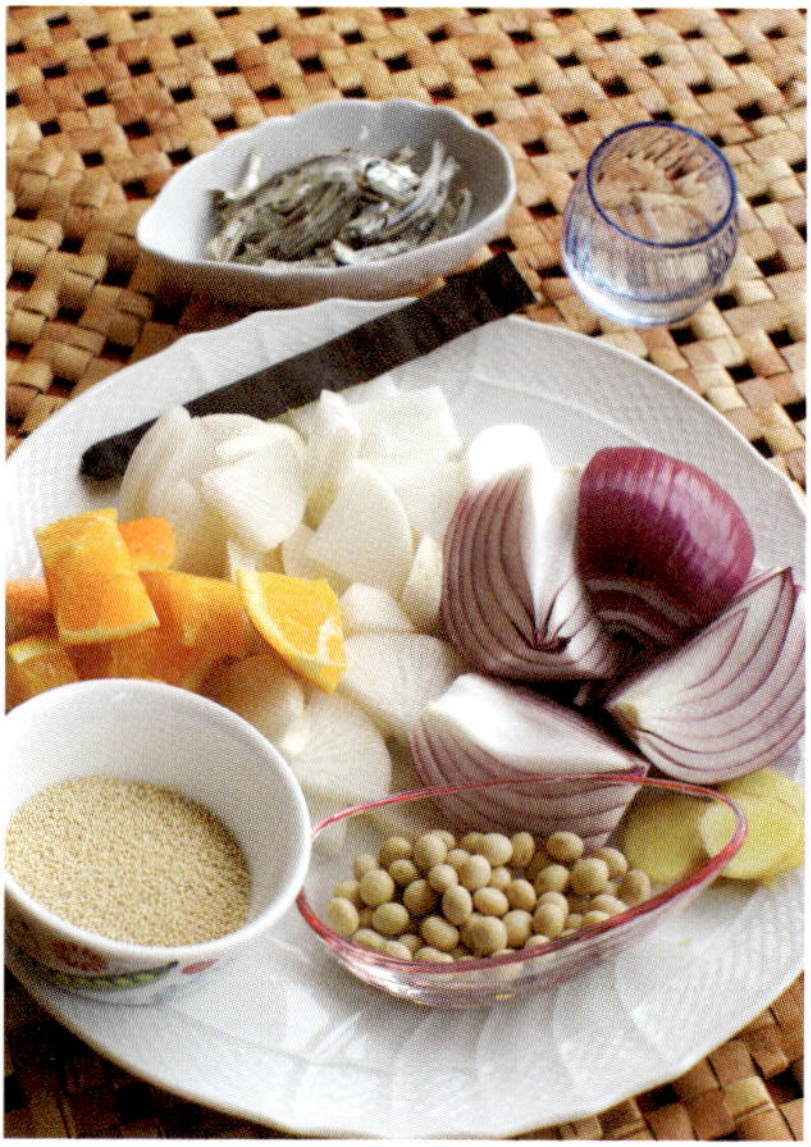

材料は、大根、紫玉ねぎ、せとか（柑橘《かんきつ》）、大豆、しょうが、アマランサス、昆布、煮干し、酒。野菜や乾物のミネラルと、畑の良質のタンパク質を組み合わせ、栄養摂取と排出のバランスをよくするブイヨン。

春レシピのポイント

ふきのとうの下ごしらえ

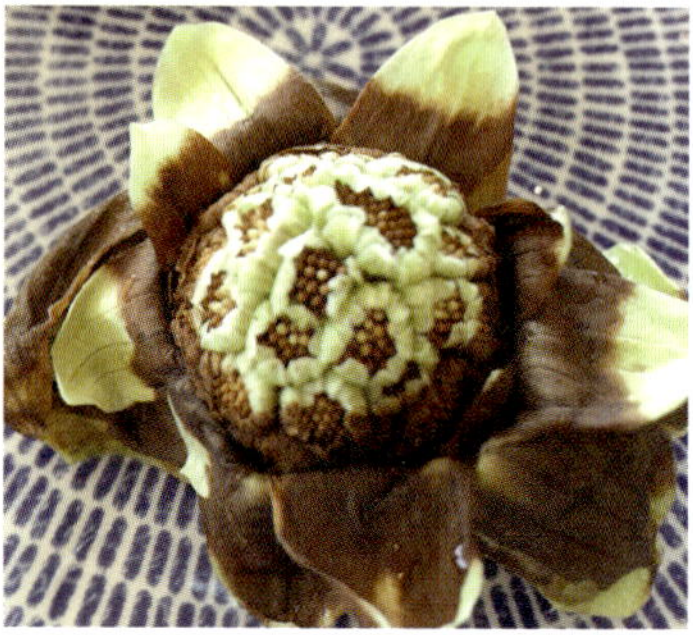

苦味のある山菜は、デトックスに最適。ただし、適度にアクを抜くこと。柑橘の果汁につけておくとアクが抜けるが、このとき、ところどころに果汁をかけるようにすると、アクが残っている部分が黒っぽくなり、模様になる。これをブイヨンで軽く煮て味を含ませる。

春の薬膳ハーブティー

大根で気道や喉《のど》をラクにし、
いちごの果糖で塩分を排出。
苦味と甘味の調和が絶妙です。

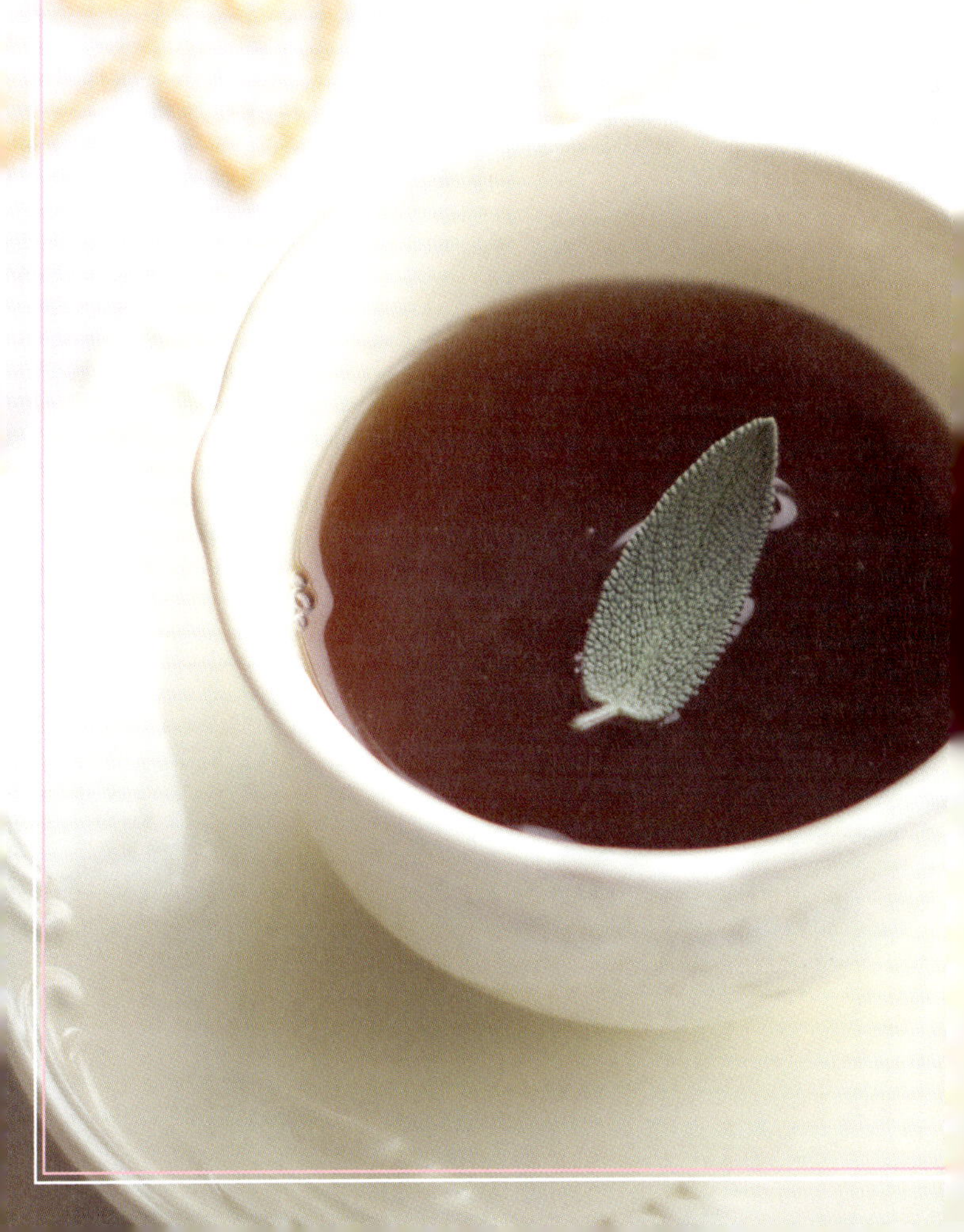

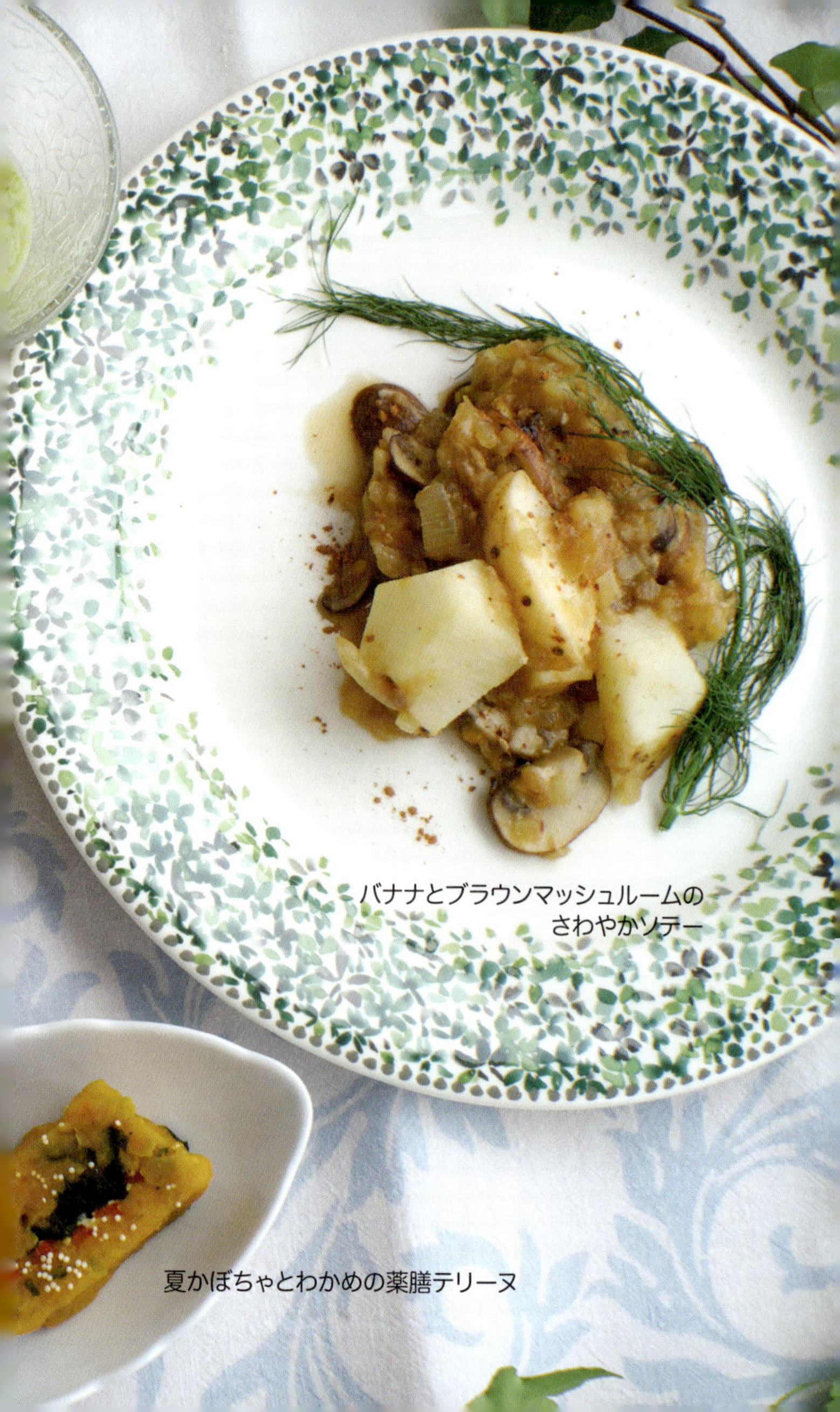

バナナとブラウンマッシュルームの
さわやかソテー

夏かぼちゃとわかめの薬膳テリーヌ

暑さに負けない

夏レシピ

バナナやとうもろこしをまるごと利用。
体の熱を取るとともに内臓は温めて
血と気の巡りをよくし、熱中症に備えます。

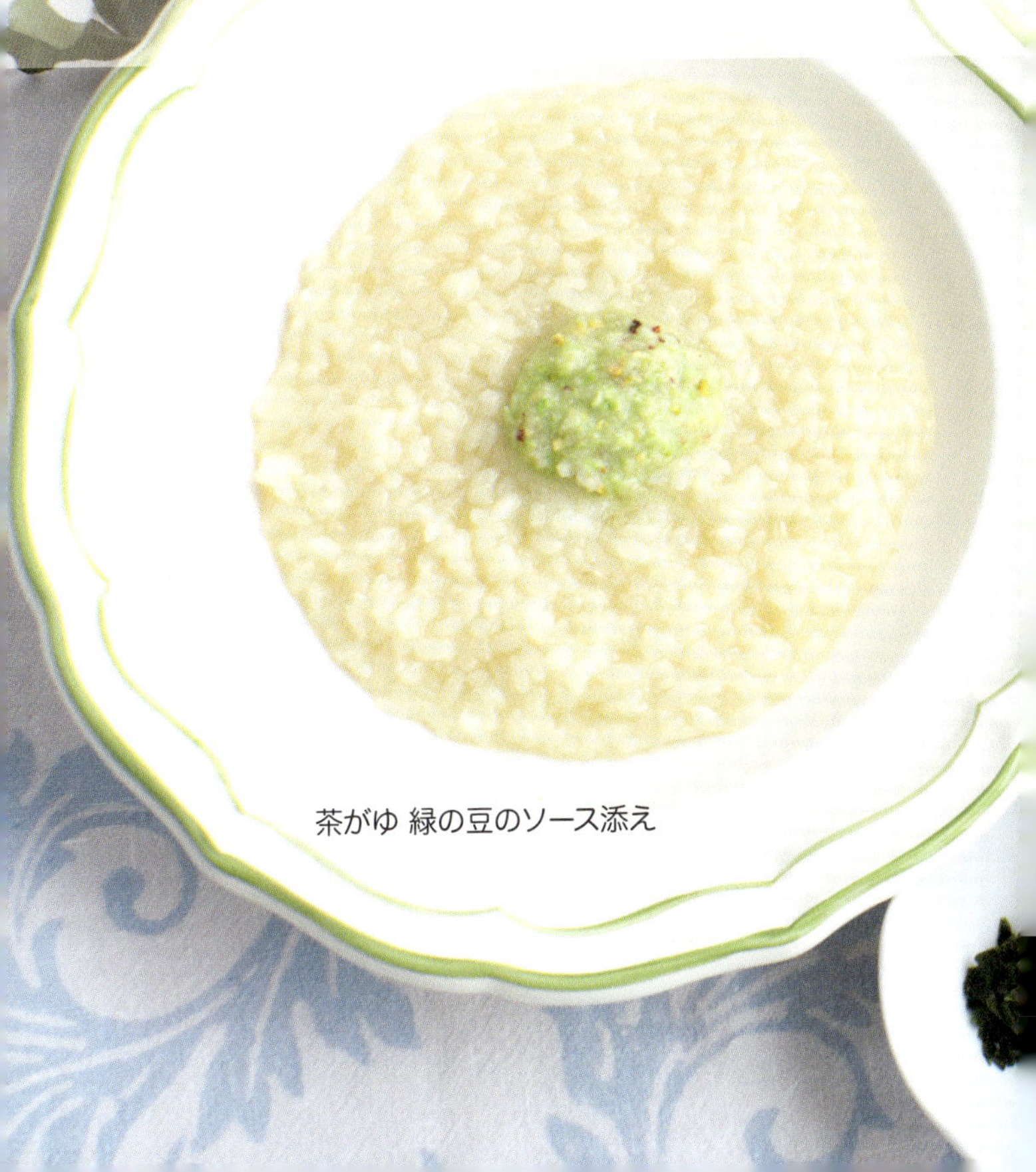

茶がゆ 緑の豆のソース添え

（夏の基本のブイヨン）

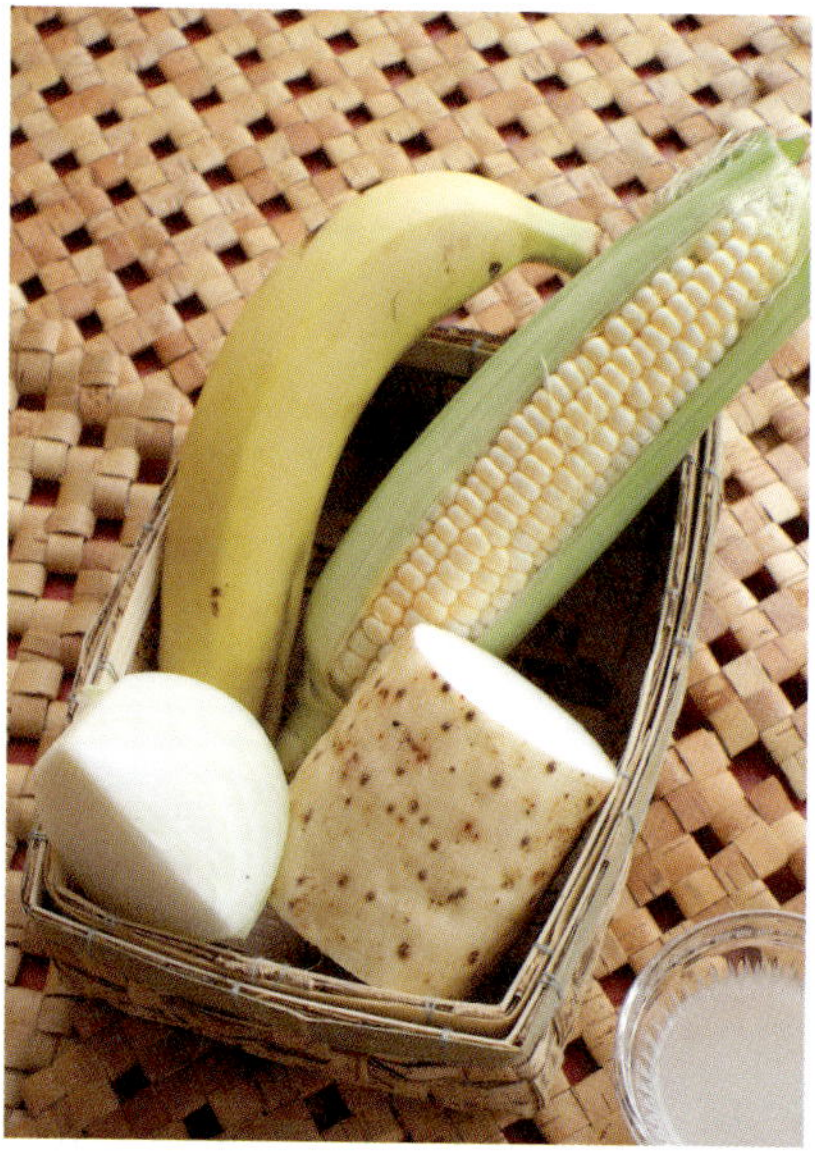

材料は、バナナの皮、とうもろこし、長いも、玉ねぎ、甘酒、塩麹《こうじ》。涼性のバナナ、平性のとうもろこしで利尿作用を促進。長いもで保湿し、玉ねぎで血液の循環を促す。

夏レシピのポイント

バナナの皮を炒めて使う

南国生まれのバナナは涼性の作用がある。皮の内側に香りの成分が集まっているので、ブイヨンには皮を使用。塩少々を振ってもみ、ざく切りにしてから煎《い》りし、水分を飛ばす。これを玉ねぎ、長いも、とうもろこしと一緒にゆっくり煮て、ブイヨンを取る。バナナの中身はドリンクに使用。

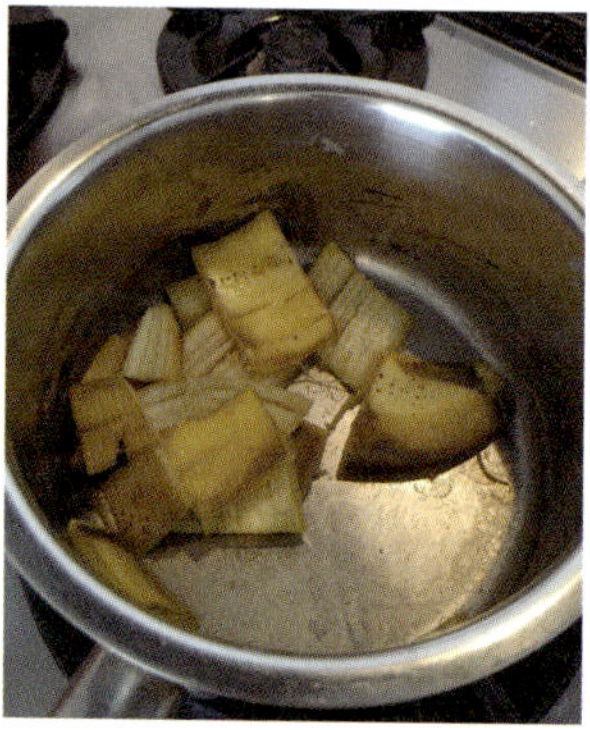

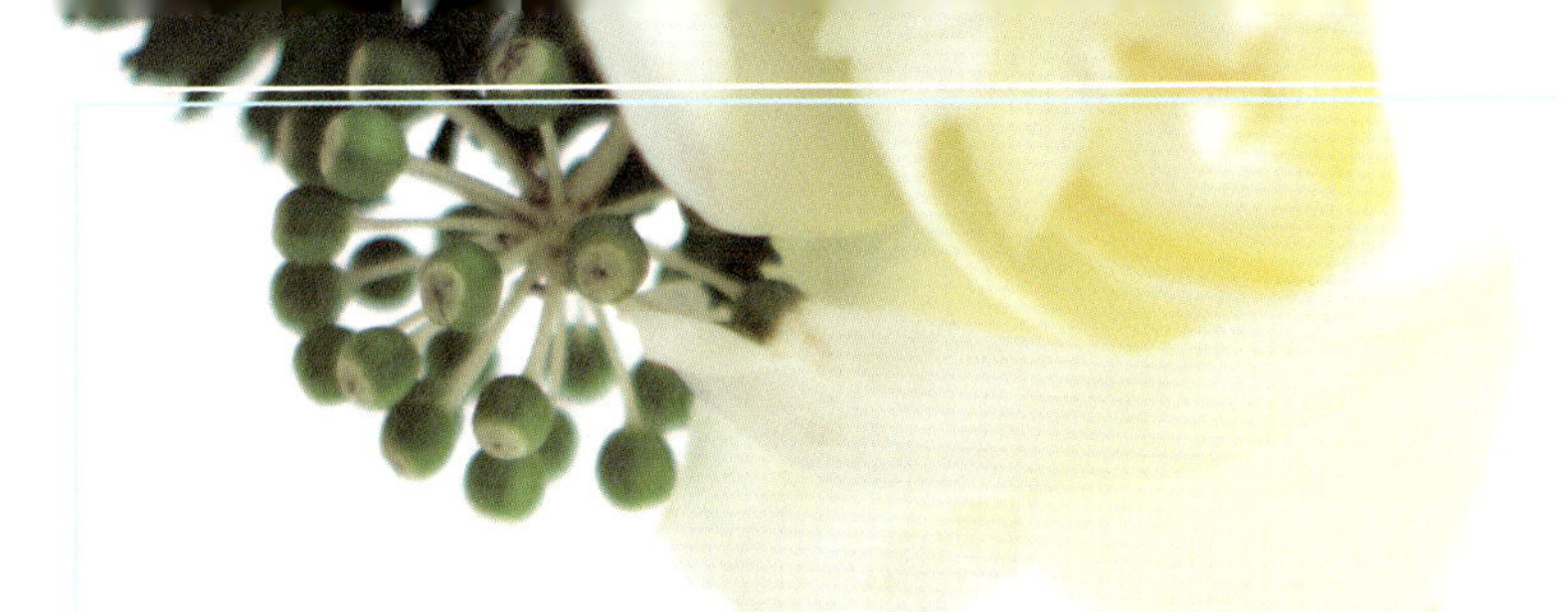

夏の暑さ対策清涼ドリンク

涼性のバナナに温性のらっきょう、
フェンネルを加えて冷えすぎを防止。
牛乳で栄養価を高めます。

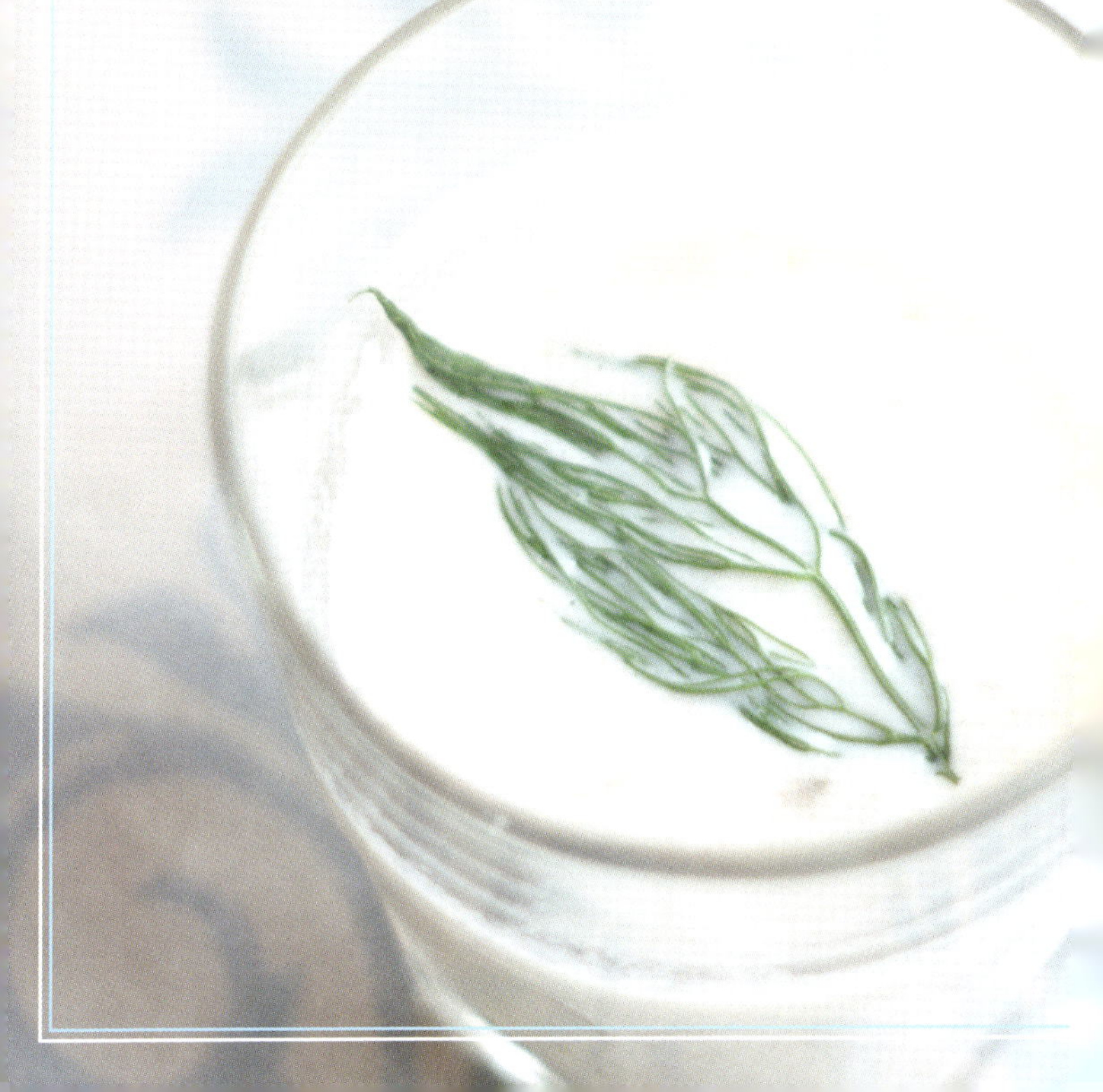

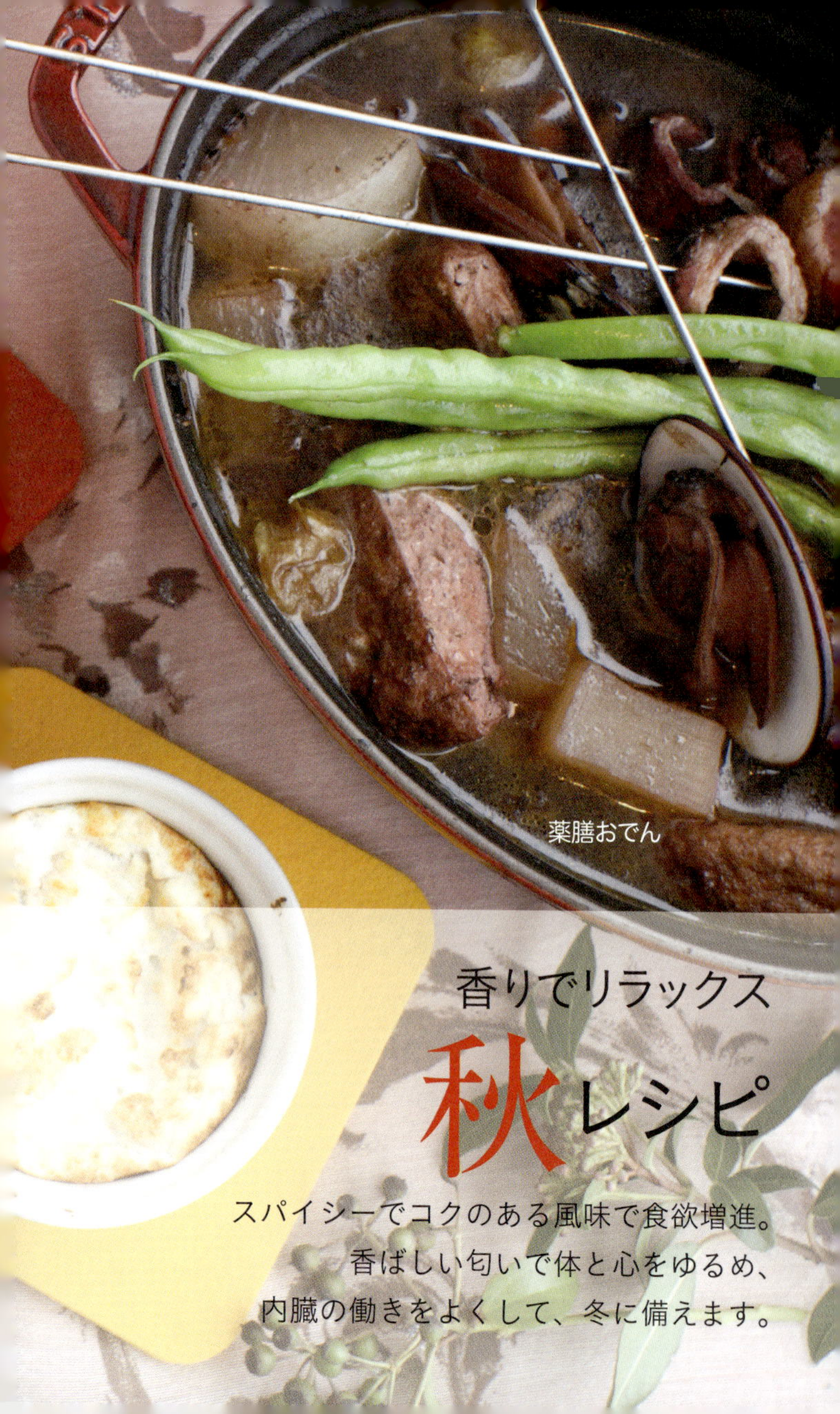

薬膳おでん

香りでリラックス

秋レシピ

スパイシーでコクのある風味で食欲増進。
香ばしい匂いで体と心をゆるめ、
内臓の働きをよくして、冬に備えます。

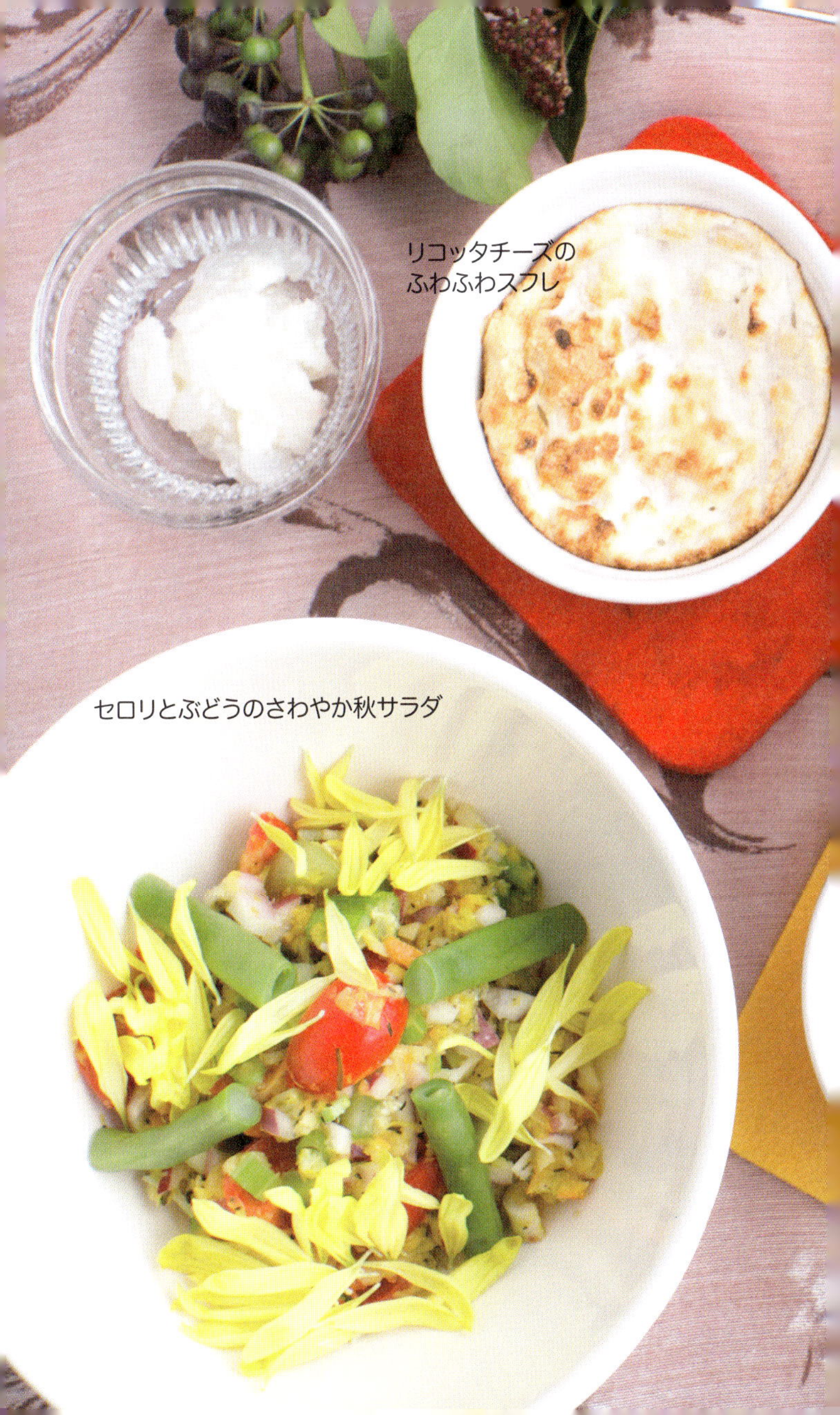

リコッタチーズの
ふわふわスフレ

セロリとぶどうのさわやか秋サラダ

（秋の基本のブイヨン）

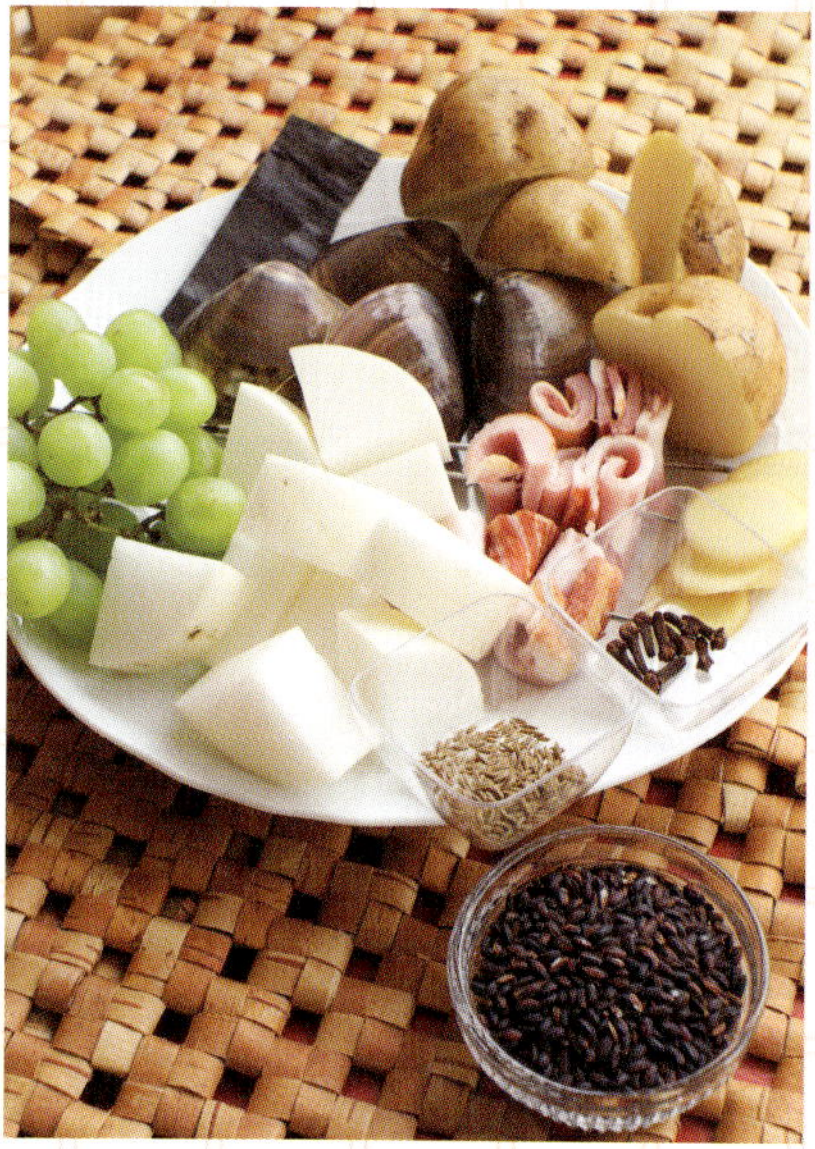

材料は、ベーコン、はまぐり、ぶどう、大根、じゃがいも、黒米など。しょうが、クローブ、クミンシード、昆布を加えて、深みのあるブイヨンに。スパイスには抗菌性もある。

秋レシピのポイント

ベーコンは塩麹で下味をつける

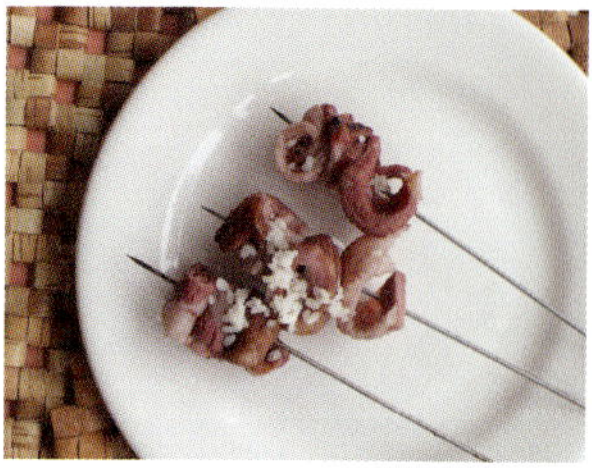

ベーコンは串に刺し、塩麹をまぶしておくと火が入りやすくなり、まろやかな味に。

スフレはチーズの生地にメレンゲをプラス

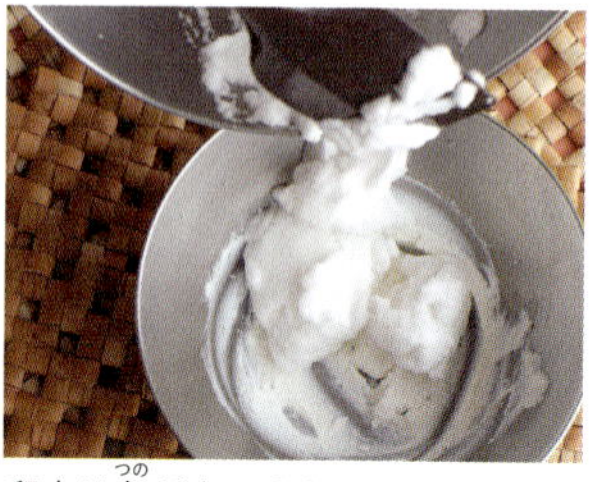

卵白は角《つの》が立つくらいしっかり泡立てて、ブイヨンや牛乳、チーズを加えた生地に混ぜる。メレンゲの泡をつぶさないように手早く。

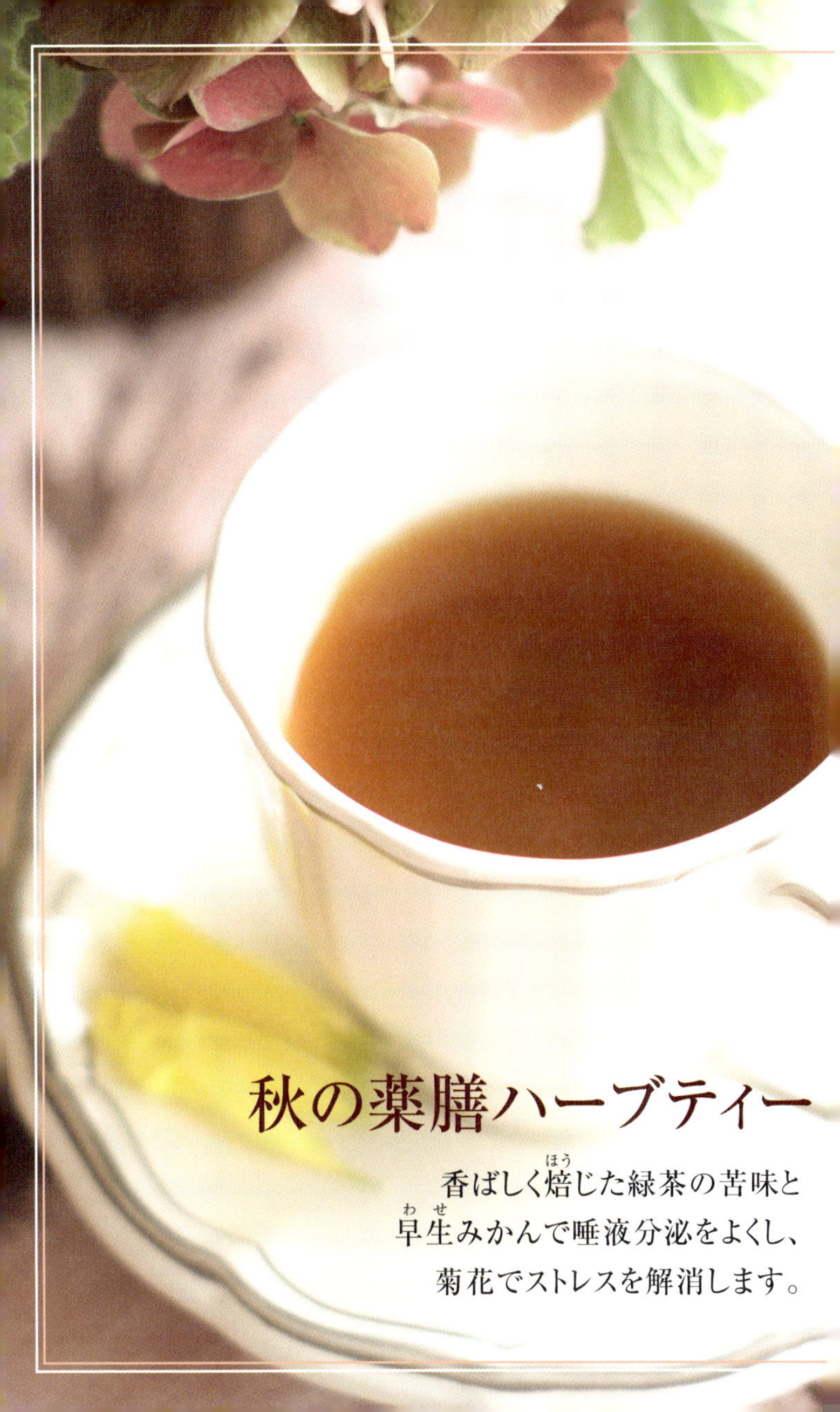

秋の薬膳ハーブティー

香ばしく焙《ほう》じた緑茶の苦味と
早生《わせ》みかんで唾液分泌をよくし、
菊花でストレスを解消します。

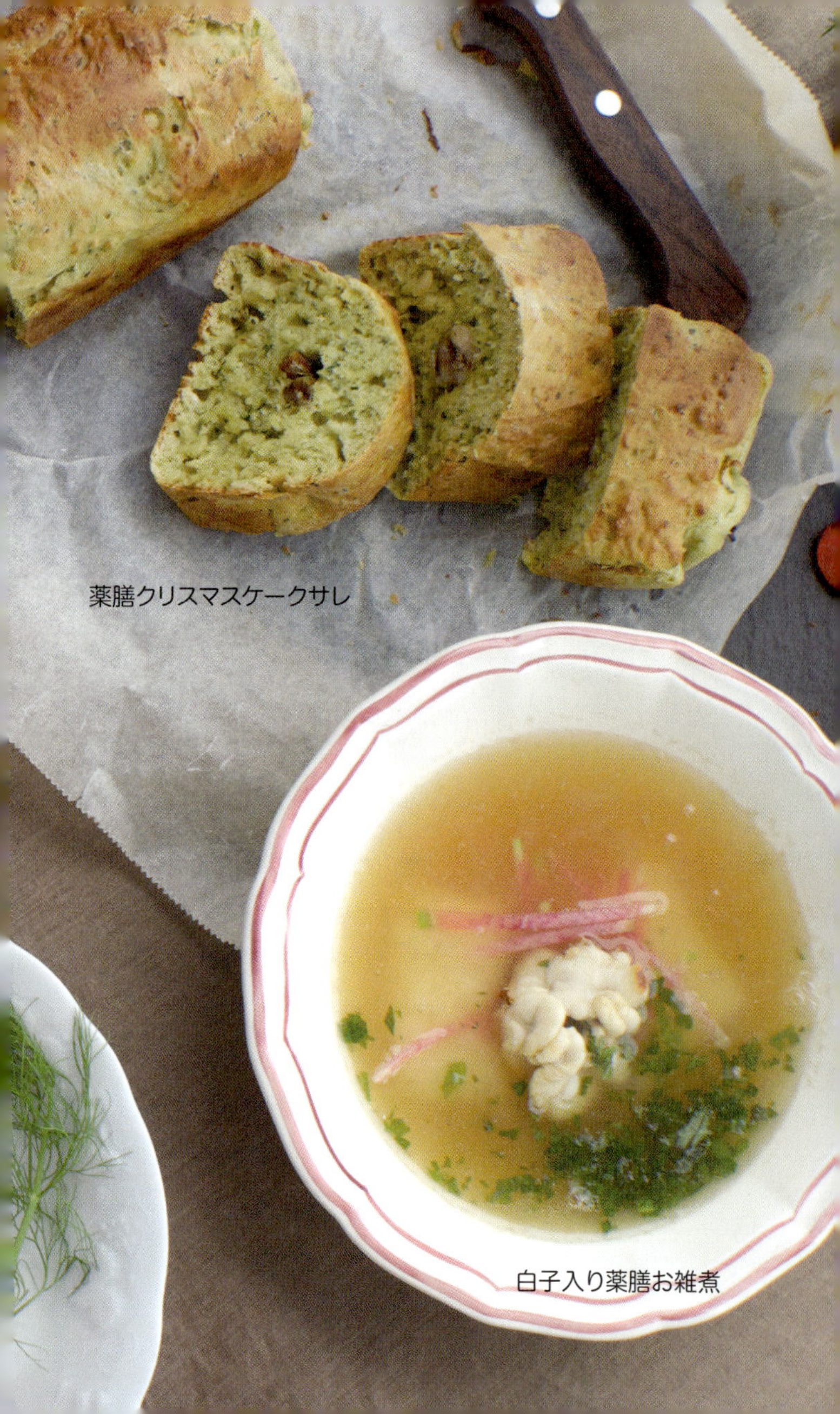

薬膳クリスマスケークサレ

白子入り薬膳お雑煮

滋養をつける

冬レシピ

濃いめの出汁《だし》と旨みで栄養をしっかり吸収。
白子のコラーゲンで肌を保湿し、
赤い食材で血を増やし、寒さに対抗します。

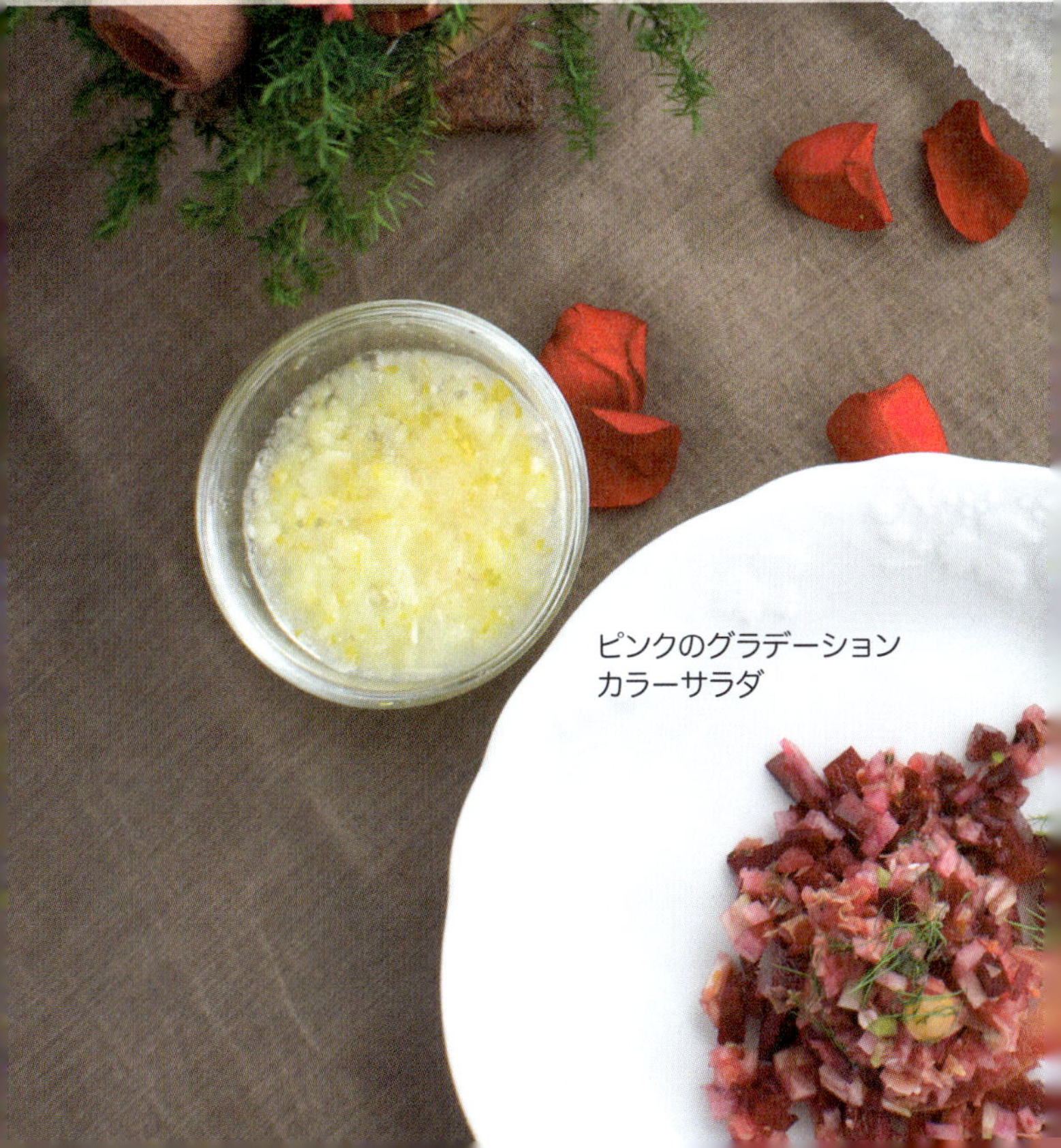

ピンクのグラデーション
カラーサラダ

（ 冬の基本のブイヨン ）

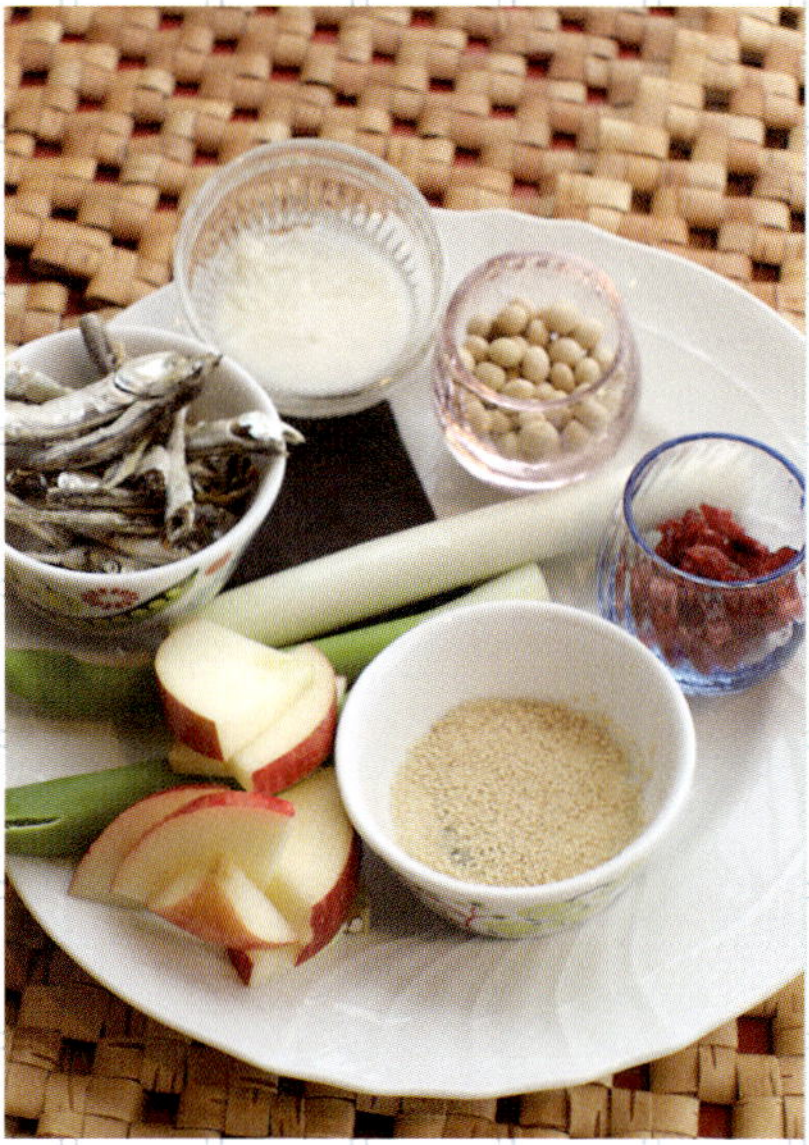

材料は、大豆、昆布、煮干し、長ねぎ、りんご、ドライクランベリー、キヌア、塩麹。じっくり煮ることで素材の旨みを最大限引き出し、滋養を高めた、保温効果にすぐれたブイヨン。

冬レシピのポイント

ケークサレのししゃもは塩麹をまぶしておく

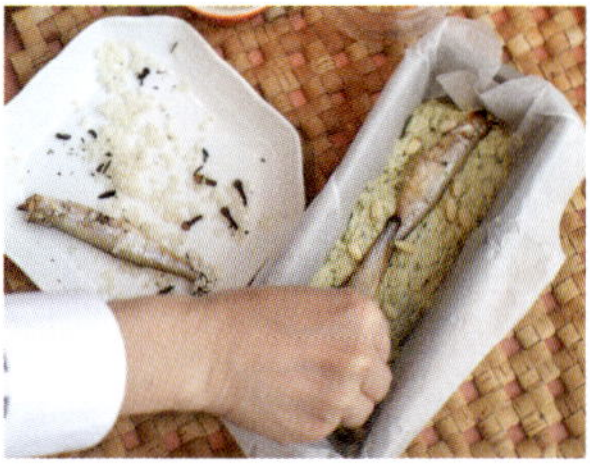

ししゃもは焼いてから時間が経つと臭みが出るので、塩麹とクローブをまぶして臭みを防止。これを生地にはさんで焼く。

ゆずペーストは皮ごと使って

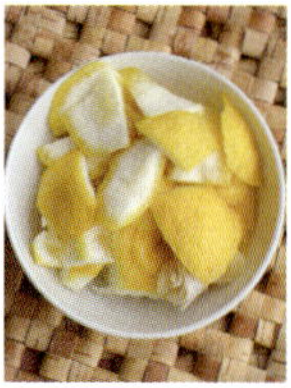

ミキサーにかける前

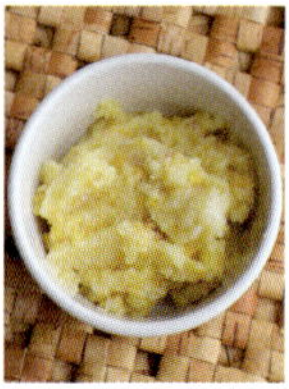

ミキサーにかけた後

ゆずは皮ごと乱切りにし、塩麹、日本酒を加えて、フードプロセッサーにかける。これに炭酸水を混ぜて、サラダのビネガーに。

余命3カ月のガンを克服した私が食べたもの

四季の食材と実践レシピ

髙遠智子

まえがき

こんにちは。高遠智子《たかとうともこ》です。本書を手にとってくださり、ありがとうございます。

現在、私は鎌倉《かまくら》でオーガニック薬膳の料理教室を主宰しています。

28歳で発病し、余命3カ月のガン宣告を受けてから、17年が経《た》ちました。

31歳の晩秋、末期ガンの治療をあきらめ、人生の最後に大好きなクロード・モネの絵の睡蓮《すいれん》を見に行きたいと渡ったフランス。パリのマルシェで口にした一粒のトマトに体が目覚め、それをきっかけにフレンチと薬膳を学びました。この経緯を書いた前作『食べものだけで余命3か月のガンが消えた』（幻冬舎）は、ありがたいことに多くの反響をいただき、私の大きな力となっています。

本書を出版する運びになったのは、本を読んでくださった方々から、「食材のことをもっと知りたい」「体にいい食材を毎日のメニューにどう生かしたらいいの？」

「もっとレシピを教えて」というご要望をいただいたのがきっかけでした。

そこで、2冊目の本書では、より具体的に食材のこと、毎日の食事に取り入れていただける方法、私自身が実践しているレシピ、ハーブの使い方などを中心にお届けします。

私の体は現在も修復、再生、発展の途中ですが、ガンの経験がなければ、食の大切さやその力に気づかなかったでしょう。

食べものは薬ではありません。しかし、食には、私たちの生命力をみなぎらせる力があります。

五感を働かせること。季節・食・体の三位一体が正しく健やかにバランスをとること。四季を意識し、体に耳を傾け、食をていねいに取り入れること。こうやって体をいたわっていくことで、3カ月後の次の季節には、自分の中に変化が生まれていくと、思うのです。

次の季節には、あなたご自身はどんな変化をしているでしょうか。想像しながら読んでいただけたらうれしいです。

痛みも熱も、食べものが治してくれる

私の食習慣

焼き肉を食べるときは、
キムチと生野菜。
寝る前に白湯を

162ページ

週に2～3回以上は、
肉や魚を食べて体を温める

164ページ

アールグレイの紅茶が
飲みたいときは、
潜在的にストレスを
抱えているサイン

88ページ

朝の気だるさや、
足の裏に痛みがあるときは、
セロリやパクチーを
ジュースに入れる

157ページ

朝起きたら、まず白湯。
次に「酵素ジュース」を飲んで、
腸を動かす

154ページ

塩の代わりに
昆布を使う

102ページ

フルーツは、
午後の3時までに
食べる

161ページ

カラ咳を鎮めてくれるのは、
いちごといちじくの
スパイスティー

79ページ

寒い朝には
生野菜を食べない

136ページ

のぼせには
アスパラガス

126ページ

発熱したら、
冬でもトマト。
ナシもいい

50ページ

サクランボ、みょうがで、
夏冷え防止

132ページ

りんごの香りの
ハーブティーで
安らかな眠りに

73ページ

秋のブイヨンには、
雑穀を入れて
気をゆるめる

134ページ

新月のときは
セロリを食べる。
これは体に痛みが
起きにくくなる予防線

61ページ

余命3カ月のガンを克服した私が食べたもの

目次

第1章

痛みや発熱も食材でコントロールする

第2章

旬の食材で血の巡りと代謝をよくする

症状別薬膳ティー

ハーブとアロマのオーガニック薬膳的効用

第3章

体をいたわる食べ方は、春夏秋冬で変わる

第4章

状況に合わせた食事の摂り方で、元気になる

本書の中に出てくる病気治療の過程は
あくまでも著者本人の個人的体験です。
また、料理教室で行なっている料理デモンストレーションは
医療行為ではありません。

装幀　石川直美（カメガイ・デザイン・オフィス）
写真　徳本道代
DTP　美創
協力　山中純子

序章

食べものを変えるだけで
体も心もよみがえる

食事を変えたら、白血病の腫瘍《しゅよう》マーカーが下がった

東京、そして鎌倉でオーガニック薬膳料理教室を開いて2年が経ちました。それ以前は、8年ほど北海道を拠点に活動し、料理教室、テレビ、ラジオなどで私のオーガニック薬膳料理をご紹介してきました。

オーガニック薬膳料理とは、やわらかく穏やかに体に浸透していく「柔和な食」。簡単にいうと、**良質の素材を使い、フレンチの調理法と漢方的、薬膳的な理論を融合**させ、さらに発酵食品などの日本の伝統的な食材を取り入れたもの。すべて私のオリジナルレシピです。

教室にはさまざまな方が見えますが、多いのはやはり体調不良の方です。食欲がない、味覚が鈍い、唾液分泌が少ない、目や粘膜が乾燥して辛《つら》い……など症状はいろいろで、ガンなどの重篤《じゅうとく》な病気の方も少なくありません。そんななかで、印象に残った

3人の方のケースをお話ししましょう。

40代前半のAさんは、私の最初の著書を発売日に買われ、すぐにメールで教室の受講を申し込まれました。Aさんは白血病を抱える身で、仕事をしながらお母様の介護もされていたため、介護疲れと睡眠不足のためか、いったん小康状態だった病状が悪化したのだそうです。

「治療に専念するために、母を介護施設に預けることにしましたが、やはり食が大事だと思うので、治療をしながら料理と食の勉強をして、本当に必要な食べものを体に取り込みたいのです」

そうおっしゃって教室に見えたのですが、聞けば外資系の会社にお勤めとのこと。病気を治すことも大事な仕事の一環で、料理教室も治療の一つ、という会社の理解と承諾を得ての参加でした。余談ですが、外資系の会社は総じて、病気の社員にやさしいようです。私が勤めていた会社も外資系の製薬会社だったせいか、仕事を続けながらガン治療に通えるよう、計らってくれました。

Aさんはもともとアトピー体質だったこともあって、**抗ガン剤治療を続けていると**

きは、血が滲《にじ》むくらいに肌がカサカサになっていました。ところが、月に1回、半年間、私の教室に通われるうちに、肌の状態はずいぶんよくなってきました。そして、「抗ガン剤治療を止《や》めることができ、ガンの程度を測る腫瘍マーカーの数値も落ち着いてきたのを見ると、素材を重視した食事がいかに大切かわかりました。再発しないように、こういった食事を続けていきたいですね」と話してくれました。

Aさんは周りの人にとても気配りをするタイプで、常にきちんとしている方。会社での仕事の仕方もパーフェクトなのだと思います。

もともと**アトピー体質の方は、他の人よりカルシウムなどのミネラルの消費が激しい**ので、体の中に熱がこもりやすくなり、がまんしている緊張状態が続くと、ますます熱がこもって体に不具合が生じます。けれども、食べることとの大切さに気づき、自分で料理を作る時間を大切にするようになると、仕事とプライベートとの時間の切り替えが上手にできるようになり、緊張状態がやわらいできたのではないでしょうか。それが腫瘍マーカーの数値を下げた一因でもあるような気がします。

体に寄り添う食事で、膵炎《すいえん》や関節炎の痛みも軽減

30代半ばのBさんは、幼いころに家族から受けた精神的な傷がトラウマになっているようでした。結婚してからも、常に周りの人に責め立てられるような強迫観念があったそうです。**不安の要素が多いと、肝臓や脾臓《ひぞう》にストレスをため込みます**。そうすると、膵液《すいえき》の分泌が過多になり、やがては膵炎を起こしてしまいます。Bさんも、疲れると横っ腹が痛くなると訴えていました。

「大人になっても不幸な幼児体験が抜けないまま結婚してしまいました。たまたま婚家が事業をしていて、私も手伝っていますので、義理の両親の目がいつも近くにあることに過剰なストレスを感じているのかもしれません」という話です。

義理のご両親は何も責めてはいらっしゃらないのに、Bさんはストレスを過剰に感じ、奥歯をギュッと嚙《か》み締めすぎて歯が折れるくらい自分を抑えていたようです。

「自分でもどうしようもなく、食べるもので改善できないかと思って教室に来ました」といいます。そして、教室で私がデモンストレーションをしながら作った食事を召し上がると、「小さいときからこういう食事を作ってもらって育ってこなかったので、どうやってごはんを作っていいのかわからなかったんです」と泣かれました。

私の料理は、シンプルなブイヨンをベースにして、**毎日毎日、そのときの体調に合わせて、気温に合わせて、家族の気持ちに寄り添って作る**ものです。そのことが食生活の要《かなめ》になるということをお話しすると、Bさんはとても感動され、ご自分でもていねいな食事作りを実行されたそうです。

1カ月ほどすると、膵炎からくる痛みが引いて、炎症の数値も下がったとのこと。病気のいちばんの因《もと》であった家族関係も改善されたことが大きかったと思います。心を込めた食事作りが家族の方に喜んでもらえると、一つの輪ができるのでしょう。その後に開催したクリスマスイベントには、ご家族みなさんで参加されました。

Bさんの例は、精神的なことが食べることと大いに関連していて、体にも影響を及ぼすということを示しています。

食べることを改善すると精神的な部分も改善されやすくなり、体は修復へと向かう態勢を整えることができるのです。人間は食べものでできているので、食べることの満足感が家族で共有されると、お互いに認め合えるようになり、前に進む気持ちが生まれてくることを、Bさんの体験が教えてくれます。

関節炎を改善された方もいらっしゃいます。

40代のCさんは、初めて教室に見えたときはご主人の車で送ってもらい、松葉杖をやっとの思いで突いて来られました。原因不明の関節炎で両足はパンパンに腫《は》れてしまい、歩くことができないのです。もともと小児の股関節疾患があったそうですが、食生活を聞いてみると、ナースの仕事をされていたので食事時間がバラバラ。食事の内容は、添加物が多いようでした。添加物には化学物質が含まれる場合が多々あり、それが**正常な血液の循環や水分代謝を阻害する**ことがあるのです。

教室の料理を食べると、「今まで食べていたものとの味覚の違いが体感できました」と、喜ばれました。

病気になる人はおよそきまじめな方が多いのですが、Cさんもとてもまじめで、1カ月の間、教室で習った「本日のブイヨン」をベースに、みそ汁、煮もの、スープに応用した料理を毎日作られたそうです。1カ月後、松葉杖を使ってではありますが、電車に乗って教室に来られ、松葉杖は玄関に置いて、歩いて着席されました。前回とは打って変わった溌剌《はつらつ》とした姿に、私のほうが驚き、涙があふれてきました。

「こちらで教わった料理を続けていたら、痛みがサーッと引いて、足の腫れも引いたんです」と、うれしそうでした。

その後も、季節の変わり目や毎日の温度変化の影響で、時折は腫れることもあるらしいのですが、毎月教室に参加し、「本日のブイヨン」をベースにした料理を食べていると、体の調子が非常によくて、家族の方も喜んでいらっしゃるそうです。「お薬も必要なときには飲むけれど、食事で自分治しをしていきたいです」と、きっぱり語ってくれました。

自分の体は自分で治す。これが、私のいちばんいいたいことです。**自分の体を悪く**

するのも自分であり、よくするのも自分なのです。インフルエンザや結膜炎は、ウイルス感染が原因となって発症する病気ですが、ガンや胃腸炎、脳梗塞《のうこうそく》などは感染症ではありません。

自分が何をどう食べてきたかが、病気の要因に大きくかかわっています。そのことに気づいたときから、自分治しをスタートさせれば、決して遅くはないのです。私自身の体験が、そのことを証明していると思います。

その経緯は、最初に出した私の著書に詳しく書きましたが、私のことをご存じなく、初めて本書を手に取られた方のために、ここでざっとお話ししておきましょう。

余命3カ月の体でパリへ。トマトをかじったら、味覚が戻った

私は、28歳の若さで原発《げんぱつ》卵巣ガン末期の宣告を受けました。そして、緊急手術を経て、抗ガン剤と放射線を合わせた治療をスタートさせたものの、効果が出たなと思うと、またどこかしらに再発の兆《きざ》しが見える、というような状態を繰り返していました。

それでもいつのまにか、半年といわれた命のタイムリミットを越えて3年生きましたが、命は長らえても抗ガン剤の副作用があって、**体力も筋力も萎《な》え衰え、脊髄《せきずい》に転移したガンの痛みから、ついに立ち上がることができなくなった**のです。

そして、肺への転移。進行の速い腺《せん》ガンのようなもので、余命は3カ月といわれました。もうこれ以上、ガンと闘っても勝てる見込みがないのなら、今度はすべての治療を止めて、ガンによる痛みや高熱、咳《せき》もかゆみもすべてを受け入れ、一人静かに朽ち果てよう。でも、ただ腐ってしまうのは嫌だから、自分の人生に最後の輝きをもた

らせて逝こう……。

そんなふうに考えた31歳の晩秋。私は車椅子《いす》を使い、飛行機でフランスのパリへと旅立ちました。印象派の画家、クロード・モネが愛した「ジヴェルニーの庭園」とモネの絵画をもう一度見ておきたかったからです。そこは、私が18歳のときに肺ガンで急逝した父との思い出が詰まった場所でした。

吐き気をこらえ、なんとかモネの庭園にたどり着いた私は、これが今生《こんじょう》最後の感動場面とばかりに目を凝らし、大きな満足感を胸にすることができました。そして、パリのホテルに戻る途中に立ち寄ったモンマルトルのマルシェ（市場）で、奇跡ともいうべき事件が起きたのです。

少しでも空気が乾燥していると、口の中が乾燥し、カラ咳が止まらなくなる私は、持っていた水をきらしてしまい、水を求めて市場へと案内してもらいました。しかしそこに水は売っておらず、代わりにすすめられた大嫌いなトマトをかじるはめに……。

ところがどうでしょう。数分前まで抗ガン剤の副作用で口腔《こうくう》内が砂漠化状態、味覚障害だったのに、**唾液がじわじわと出てきて口の中をうるおし、甘酸っぱさを感じる**

ではありませんか！　味覚など、とうになくなったと思っていたのに。

私の体に残っている細胞が総動員されたのでしょう。細胞が水分を欲しがっていて、大喜びしている感じでした。人間の体は細胞でできている。細胞が少しでも残っていて、その**細胞が喜ぶことをしてあげれば、体は少しずつでもよみがえる**のではないか。もしかして、人間は食べることで生きているのかもしれない。いや、絶対に食べることは生きることだ！　そう気づいた瞬間でした。

生まれて初めて食べものと向き合おうと思い、今自分がいる食の都パリで料理を習い、食について学ぼうと決めました。余命がもう1カ月ちょっとしかないというときに、何という決意でしょう。自分でも驚いてしまいます。

パリの料理学校に入れてもらおうと頼みに行きましたが、何度も門前払いをされました。それでもめげずに、なぜ食について学びたいのか、英語で長々と手紙を書き、必死で頼み込みました。

晴れて料理学校に通い始めた私は、明日はないと思いながらも、どこかで希望をつかんでいたのかもしれません。毎日、毎日、明日は必ずやってきました。

パリの石畳を車椅子から松葉杖でと、一歩ずつ歩けるようになった

料理学校に通うため、パリの石畳の歩道を車椅子で進むのは、あまりにも効率の悪いものでした。ゴトゴトと揺れるし、いちいち縁石にぶつかり、乗り越えるのが大変。上半身ばかり鍛えられ、腕のあたりに筋肉がつきました。

あれっ、筋肉って使えば鍛えられるんだ。だったら、**足の筋肉だって使えば動くようになる**はず。そう気づいて、車椅子を止め、たどたどしく松葉杖を突いて通学することに。最初はゆっくりゆっくり一歩ずつ。やがて松葉杖が1本の杖になり、とうとう自分の両足で歩けるようになりました。

私の最初の著書を読まれた方のなかには、モンマルトルでトマトを食べたら、あっというまに病気が治ったと誤解されている方もいらっしゃいますが、そんなことはありません。ガンに特有な疼痛《とうつう》は続いていましたし、周期的な発熱に襲われたりもしま

した。皮膚がはがれ落ちたり、ガンシミで顔が真っ黒になったこともありました。

それが、半年、1年と経つうちに、玉ねぎの薄皮をピッとはがす程度の、ほんの少しずつの積み重ねで改善へと向かっていきました。発症から20年経った**今でも、本当はまだ改善・修復の途中**なのです。

確かに、トマトを食べたことで唾液がジワーッと出てきて、口の中は乾ききっていてしびれて痛いくらいだったのに、味覚がよみがえったのは事実です。そうすると、詰まりがちな耳の通りもよくなって頭がクリアになりました。

トマトだけではなく、ほかの食べものを食べてもそうなるのかなと思い、唾液が出そうなハーブのフェンネルをかじったり、甘いビーツを食べてみたりしました。トマトが回復へ向かうきっかけをつくってくれたのです。

私は本当に何が食べたいのだろうかと、体に聞いてみることから始め、料理学校では調理の技術だけではなく、食材やハーブのことを学びました。また、幸いなことにホームステイ先では、ハーブ学の権威の方やアロマの知識に長《た》けた方、天文学や西洋医学の専門家の方などとの出会いがあり、多くの学びの機会に恵まれたことに、心から感謝しています。

4年にわたるフランスでの学びを自分なりに消化し、実行していったおかげで、余命3カ月だった私は生かされ、今もこうして生きています。

第1章

痛みや発熱も
食材でコントロールする

口の粘膜の乾きをハーブティーで治す

余命3カ月、パリに着いたときにはもう1カ月半しか残されていなかった私が、どうやって命の灯《ひ》をよみがえらせることができたのか。何をどう食べていたの？　と疑問に思う方もいらっしゃることでしょう。

まず、私は料理学校に入り、自分で食材を扱い調理する、ということをやりました。これは当たり前のようですが、実はとても大事なことです。材料を切ること一つとっても、**手で触り**、音を聴きながら行ないます。煮たり焼いたりするときは火加減を見たり、**匂いを嗅《か》いだり**、途中では味見をしたり。つまり、**料理をするときは五感のすべてを使い、感覚を研《と》ぎ澄ました状態の自分がいる**のです。感覚が鋭敏になると、今、自分の体がどうなっているのか、何を欲しているのか、よくわかるようになります。

私は体の声にしたがって、試行錯誤を重ねながら、そのときどきに食べるべきものを探っていきました。

そうはいっても、当初は〝トマト事件〟の話でもおわかりのように、口の中が乾いて乾いて、カラ咳が止まりませんでした。口腔内の粘膜がはがれ落ちることもあり、お水を飲んでも苦いと感じてしまったり、柑橘を食べるとひどく酸っぱく感じたり。

粘膜がささくれた状態なので、そこにしみてしまうのでしょう。とんがった味というのか、直接的で強い味に感じるのです。本来の味を汲《く》み取ることがまったくできずに、香りを嗅ぎ取る能力にも欠けていました。当然、食欲はわいてきません。

人間は五感を生かして食べものを食べているのに、**自分はそのうちの、味覚と嗅覚《きゅうかく》という大事な2つが不全**であるがゆえに、食欲をなくしているのだと思いました。

粘膜の乾きに対して、医師からは水分を多めに摂《と》るようにアドバイスされましたが、正確には、ただ水やお茶を飲めばいいのではなく、水分代謝に気をつければいいのだと、いろいろな飲みものを試しているうちに気づきました。そして、どういう水分を摂ったらいいのかを追究していくうちにハーブティーと出会い、現在教室でお出ししている薬膳ハーブティーにつながっていったのです。

手術したお腹《なか》を襲う引きつる痛みは、修復過程にあることの証

料理学校に通いながらも、ガンによる疼痛もまだまだひどく、周期的な発熱もありました。痛みは発病したときからずっとあって、今もときどき出ることがあります。しかし、**痛みというものが月の満ち欠けのときに起きる、引力と重力の加わり方に関連がある**と知ってからは、対処の仕方がわかるようになり、ずいぶんラクになりました。これについては、後に詳しく述べることにしましょう。

痛みを感じるメカニズムには、自律神経の一部が関与しているといわれていますが、自分の感覚に左右される部分もあるのではないかと感じています。たとえば、手を切断したのに、もうないはずの手先がまだあるような感覚が残っている人は、痛みを感じやすい、というような。逆に、痛みを感じにくい「痛みに強い」人もいます。

私の場合、最初の卵巣のガンが末期の状態だったので、本当に悪い腫瘍の部分だけ

を取り除き、機能している部分は残すという手術を受けました。全部を取ってしまうと体への負担がかかり、生きていけないからです。よくもまあ、上手に取り除いてくださったものだと、執刀医師の凄腕《すごうで》に感謝していますが、その代わり、お腹の中はつぎはぎだらけの、縫い目がある状態です。なので、細胞同士のつながりが正常ではなく、ときどき引きつるような痛みが襲ってきます。

ピークのときは、引きつるような痛みが腰から鼠蹊《そけい》部、膝の後ろのほうにまで至り、立てなくなりました。これが疼痛です。今でも時折、疲れがたまったときなどには、気の巡りが悪くなって筋肉が引き締まり、痛みを感じます。

しかし、**痛みというものは、細胞が少しずつ修復して正常化に至る途中にも強く感じるもの**。たとえば、火傷《やけど》の場合などは、皮膚の炎症を起こした部分に痛みがあって、少しずつ薄皮がはがれるように痛みもなくなり、やがて再生します。ガンの痛みも、それと同じような過程を通るものなのかなと、自分では捉《とら》えています。

40度の熱もセロリで下がる。セージやフェンネルにも同じ効果がある

発熱したときには、**熱を取るハーブを使い、冬でもトマトや冷凍みかん（マンダリンオレンジ）を食べて熱を下げる**ようにしました。東洋の食の取り入れ方をホームステイ先で教えてもらい、実践していたのです。

ほかに、熱を取るのにとても適しているのがナシ科のもの。教室であまりナシを使わないのは、ナシが体を冷やす働きがあるからです。とくに冬は体を温めたいので、ナシや生のフルーツを使用する際は、スパイスを融合させます。

熱を取るのに即効性のあるハーブは、セージやフェンネル、そしてセロリです。高熱が出ると、関節の痛みや体の震えを伴うので、そういった症状を緩和するのに適しています。私は熱が出て苦しいときは、セージやフェンネルを多量に食べると同時に、生のセロリをボリボリとかじっていました。

セロリは血を下ろす作用と熱を取る作用、涼の作用があります。つい最近も40度の熱が出ましたが、セロリで熱を下げることができました。

フランスから帰国した後、中国で漢方と薬膳の勉強をしていたときも、月に1～2回は高熱が出ていましたので、セロリの力を借りました。どうやら、**細胞が活性化して再生へと向かうときにも熱を伴う**ようです。

熱が出ること自体は、必ずしも悪いことではありません。ウイルス感染による発熱はよくありませんが、熱が出るということは、体の中に疲れによる熱や、怒りによる熱をため込んでいて、それが外に放出されている状態ですから、熱が治《おさ》まればすっきりします。みなさん、冷えに対しては対策をされますが、熱対策も知っておくと、体調のコントロールがしやすくなります。

熱が出たら冷やすのが基本です。フルーツを食べてもいいですし、冬だと冬キャベツや白菜を、あえて生でサラダにして食べます。白菜をせん切りにして、お肉を軽くボイルしたものと一緒に、ドレッシングで食べる方法もおすすめです。

発熱は解熱剤を飲むとすぐに下がりますが、薬剤には負荷もあって、腎機能を傷めてしまうことを覚えておいてください。やはり、体に負担をかけないナチュラルな方法で熱を下げるのがベストだと思います。

水分代謝、疼痛、発熱という、3つの対処法のポイントについて述べてきました。これは、自分の体が今、何を欲しているのかを体に聞き、食べていくなかで、気づいていったことです。

いいものをシンプルに食べる。フランスで学んだオーガニック・ライフ

こうして、月の満ち欠けにしたがって疼痛や発熱への対処法を実践し、水分代謝に気をつけ、粘膜の保護に気を配り、というようなことをやりながらパリでの4年間を過ごしました。

パリの料理学校では料理はもちろんですが、**伝統的なフランスの天文学や土壌学をベースにした、食物の基礎**を学ぶことができました。

私もあまり知らなかったのですが、フランスは世界でも有数の農業国です。自給率は100%を超えており、人々の農業に対する意識も高いものがあります。また、日本の北海道の農業政策は、フランスとオランダの政策をお手本にしたといわれるほど、歴史があります。

土作りから始まって、ていねいに作られた作物や畜産物を、ていねいにきちんとい

ただくというセオリーが確立していると感じました。

フランス人は食材を無駄にすることなく、調味料を有効的に活用し、手作りの保存食もたくさんそろえています。決して**ぜいたくではなく、いいものをシンプルに食べる**という文化なのです。

生活も、たとえば、衣服などは非常にシンプルで、フランス人は服を10着しか持たない、などといわれたりするほどです。この点は大いに学ぶべきだと思った私は、フランス人のライフスタイルからエッセンスをもらい、今は、鎌倉のミニマムな住まいにマストアイテムを絞り込んだシンプルライフを楽しんでいます。

パリ滞在は4年に及びましたが、4年も存命するとは自分自身考えてもいないことでした。しかし、フランスでさまざまな学びの機会が用意され、結果的に生かされたということは、私に何らかの使命があるのではないかという気がしてきました。そうであれば、みなさんにお返しをしなくてはなりません。私が学んだことをどういう形でみなさんにお伝えすればいいのか、という課題を抱えて帰国しました。

漢方と薬膳を学び、フレンチと融合させた料理を確立

日本に帰った私は、とりあえず、父が残してくれた不動産のある北海道に行き、札幌《さっぽろ》のマンションを住まいにしました。お金を使い果たしてしまったので、派遣会社に登録して電力会社の仕事や電機メーカーのＩＨクッキングのデモンストレーションの仕事を請《う》けたりしました。半年後、電力会社の方からのスカウトを受け、そちらで1年ほどお世話になり、その後独立。いずれは自分が学んできたことをベースに、料理の仕事をやっていきたいと思っていたからです。

そして、資金もいくらか貯《た》まったので、**漢方と薬膳の法則について学ぶために中国に渡り、約1年勉強**しました。それが現在、教室で生徒さんたちにお見せしている、フレンチと薬膳の融合につながったのです。

中国は、実は晋《しん》の時代からフランスとのつながりがあるのだそうです。フランスの

ハーブ、アロマ、伝統的な調理法と、中国の漢方、薬膳、そして生薬《しょうやく》の融合性について、理論化しようという段階に来ている、という話を、パリのホームステイ先のオーナーの方に聞いていたので、ぜひ中国で学びたかったのです。中国の学校も、そのオーナーの方の紹介で入りました。

薬膳の勉強は、イメージとしては、フランスで学んだことに肉づけするような感じを心がけました。そして、ゆくゆくは自分で料理教室を開き、みなさんが自分の家で、食のホームドクターになれるような教室を運営したいと考えていました。

食べることが生きることであって、人間は食べるものでできているのだとわかり、それを家族のなかで実践できるのは誰？　と考えたとき、多くの場合、一家の主婦ではないかと思いました。私は、「隣の人」という表現を使っていますが、**家族という隣にいる人のために、自分も元気になる食事を、ともに食べることが生きる**ことだと、思い至ったのです。

体は月の満ち欠けに影響を受けている。満月には病気もピークになる

フランスではいくつも目からウロコが落ちるような学びがありました。そのなかでも、とくに体へのいたわり方を変えたのが、天文学の専門家から聞いた興味深い話でした。それは、私たち**人間は月の満ち欠けの周期のなかで生きている**ということです。先にお話しした、痛みと月の満ち欠けの関係です。ここでもう少し説明しましょう。

私たちは日本という国に住んでいますが、それは取りも直さず、地球という惑星に住んでいるということでもあり、引力と重力の働きに影響されながら生きているということです。

したがって、栄養を摂《と》ったり、排泄《はいせつ》したりするのも、自然の営みの一部だと考えられます。私はとくに精神世界や宗教にこだわりがあるわけではなく、食と体と自然のかかわりについて学んでいった結果、体感し実感としてわかったことなのです。

女性の生理を「月のもの」といいますが、正常な生理の周期も月の周期も、ほぼ同じ28日間です。新月をいちばん上に置くと、時計回りに90度ずつのところに、上弦の月、満月、下弦の月が来て、それぞれの間をおよそ7日間ずつかけて一周します。

新月の時期は何もない、すべてがクリアな状態ですが、病気などの不具合を抱えていたりすると、ベールも何もない時期だけに直接的な影響を受けやすくなります。

新月から時計回りで少しずつ月が見えてきて、上弦の月へと変化していく過程では、良質の栄養を入れると確実に体の栄養になります。しかし、もしここで病気の原因になるようなものをキャッチすると、悪い要素が増えていく（満ちてくる）こともあります。化膿《かのう》しやすくなるとか、虫歯の痛みがひどくなるなど、あってほしくない要素です。

上弦から徐々に月が満ちていくと、満月になります。この時期に栄養がたっぷりあって、それが正常に機能していて、エネルギーも充満し、仕事も順調にいっていれば、満月のときは最高に充実したものになります。

しかし半面、満月の時期には悪いものの動きも活発になるので、ガン細胞を持っていたり、虫歯があったりすると、ものすごい痛みを感じることがあります。よい気も充満しますが、悪い気も充満するので、悪いほうへ気分がハイになる人がいると犯罪が増えるし、エネルギーが出すぎてぶつかり合い、交通事故が増えたりします。

体が栄養素で満ちている場合ならいいのですが、水毒《すいどく》というむくみを含んでいる場合は、もっともパンパンに腫れ上がっている状態になり、針で刺したらパンと割れんばかりです。ちょっと触るだけでも痛くてしょうがありません。満ちている時期だからこその痛みが強く出てしまうのです。

私の疼痛も、満月のころにピークになることから考えると、やはり28日間の周期と結びついているのだなと納得できました。

そのことがわかると、**時期に応じたハーブやスパイスを使うようにしたり、食材の切り方を変える**ことで、痛みに対処することができるようになりました。ハーブはともかく、食材の切り方など、疼痛とは何の関係もないように思われる方もいらっしゃるでしょうが、実は深くかかわっているのです。

下弦の時期は乳製品や温かいスープを食べて、体をリセットする

食材は、野菜にしてもフルーツにしても、切り方によって栄養素や味の抽出具合が違ってきます。細かく切れば切るほど、素材の持ち味が強く出ます。たとえば、りんごはみじん切りにすると甘味がよく出ますが、場合によっては甘味を主張しすぎないほうがいいこともあり、その辺りの微妙なさじ加減がポイントになってきます。

私は、**新月のころはみじん切りにして素材の効果をより出す**ようにします。満月のころはエネルギーが満ちているので、過剰にならないように輪切りがいいのです。中間の上弦や下弦のころは、いちょう切りにすることが多いのですが、他の食材とのバランスを考えて大きさを変えたりしています。

これを知っておくと、満月のころに痛みがひどくても、やがて引いてくるのだと思いつつ、食べるもので手当てをしながら時期を待てばいいので、気をラクにしていら

れます。**人は、先が見えないと不安になりますが、先が読めると気持ちが安定し、痛みに耐える力もわいてくる**ものです。

イメージ力というものはとても大事で、それこそ人間しか出せない能力だと思うのですが、痛みの先にあるものをイメージすることで前に進んでいけたりします。

私は**満月のころ、痛みがマックスに来ているときは、セージを使って痛みを取り除きました**。セージの持つ薬効もありますが、セージの葉を細い三日月の形に見立て、次の下弦の月をイメージするといいのです。フェンネルの、満月の形をした丸くて太い茎や根元を食べて、痛みを軽減することもできます。

ローズマリーは尖《とが》った針のような葉が天に向かって伸びています。上弦のころには、その葉の形からエネルギーが放出されるイメージを利用して、痛みを取り除きます。

新月のときはセロリを食べます。セロリの持つ水分バランスのよさを利用して、痛みが起きにくくなるような予防線を張るのです。そして、気を常に循環させておくこと。痛みというものは、気や血が滞《とどこお》ることによって出やすくなります。

下弦のころになると、どんどん月が細くなっていきます。ということは、排出が促される時期だということです。もし、外食などで塩分や添加物の多い食事が続いている方は、下弦の時期に、より毒素が排出されるような料理をたっぷり食べると、体がリセットしやすくなります。

また、この時期に、**良質の乳製品やサムゲタンスープなど体が温まるスープを飲むと、自律神経が整って安眠できる**ようになります。体のどこもかしこもが乾燥しきってささくれていた方も、ようやく保護膜ができて、皮膚や粘膜にベールができ始めます。下弦のころというのは、修復に向かう時期なのです。

この月の満ち欠けと体との関係は、日本や中国では昔から知られていることですが、ヨーロッパでもギリシャのヒポクラテスが書物に残しています。パリの料理学校でも土壌学や天文学の講義のときに、この話を聞くことができました。世界中、どの国の人々も自然のサイクルに合わせて、より快適に生きられるように工夫をしてきたのでしょう。私たちの暮らしが自然から遠いものになればなるほど、病気もこじれてくるのかもしれません。

新月は気持ちを切り替えるチャンス。ネガティブからポジティブへの転換を

思えば、身のまわりで起きるできごとも、月の満ち欠けとシンクロしているような気がします。満月のときには、悪いことも一気にやってきますが、新月には、また新しくスタートできると思うと、気持ちの切り替えが可能になります。

私は、先が見えないときほど月を見て、**「ああ、もうすぐ新月になるから気持ちがリニューアルできるな」**などと、次の計画に思いを巡らせます。

何か新しいことを始めたものの、何だか自信が持てないという方は、夜空を見上げてみましょう。徐々に丸くふくらんでくる月を見て、「今日私がやったことは、明日また少しふくらむのだ」と思えば、ポジティブになれます。そして、満ちてきたときに気をゆるめないで、**「ここが絶頂だから、ここからは慎重にいかなくては」と、自分を諌《いさ》める**のです。

痛みも満月のときに絶頂になりますから、そこからは腫れも引いていきます。関節がパンパンに腫れていたけれど、下弦になったら引いていき、新月になったらまた足がほっそりしてくる。そう思うか思わないかで、これからの人生は違ってきます。

私は元来ネガティブな性格で、ノミの心臓かと思うくらい何もいえないタイプです。けれども、それをどう前向きなエネルギーに変えられるかということを常に考えています。この**ネガティブからポジティブへの転換こそ、病から立ち直るキーポイント**です。無理は禁物ですが、流れを読んで流れに乗っていけば、必ず前に進めます。

月の満ち欠けのような自然の摂理を知っておくと、流れに逆らわずにすむし、生きやすいと思います。血の流れがいきなり止められると、瘀血《おけつ》という血が滞っている状態になります。同じように、体の動きも考え方も、流れに逆らわないほうがいいのです。自然界に目を向けると、川も流れているし、風も雲も、常に流れています。それが滞ってしまったら、大変なことになるでしょう。自分の体を一つの自然界だと捉えて、気や血が流れるイメージを抱くだけでも、違ってくると思います。

第2章

旬の食材で血の巡りと代謝をよくする

「季節のおいしいもの」は、栄養豊富で病気予防にもなる

食べるものを選ぶときに一つ大事なことは、旬を意識するということです。月の満ち欠けでも体の状態は変わってきますが、もっとも敏感に感じやすいのは、季節による体の変化です。春には風が強く吹き、梅雨時には湿度が高くなり、真夏は太陽光線が強い、というような季節の環境に、私たちの体は対応していかなくてはなりません。季節、気温、湿度、天気、風の5つを意識するだけで、しのぎやすくなります。

たとえば、風が舞うように吹く春と秋はアレルギーが出やすくなります。その時期の作物から出るアレルゲンもあるし、その季節に特徴的な大気汚染が降りてきて、アレルギーになる場合もあります。代表的なのが花粉症ですが、自身の体質が季節に敏感であれば、**3カ月の体調予報**をおすすめします。たとえば、春先になってそろそろ来るなと思ったらマスクなどで物理的に防ぐほかに、**粘膜をうるおす食材を食べたり、**

水分補給に気をつけたり、予防することができます。

旬のものを食べることが大事だといわれるのは、やはり、その時期に自分の体を合わせることが、生きていくために必要だからではないでしょうか。料理を作り、食べることで五感を鋭敏にし、その時期の気象に対してどういう対策を講じれば、自分が過ごしやすいかを感じ取って実行する。その一つとして旬の食べものがあるのです。

食べもの自体も**旬のころにいちばん栄養状態がよくなり、エネルギーも強い**ので、もっとも効果的な働きをします。その時期の体もまた旬の食材を欲しがっている、というように、旬の食べものと体の状態はマッチングします。

ところが今は、なかなか旬が意識できない時代です。「自分の体の声に素直になって食べものを選びましょう」と伝えても、体の声がわからないという方が多いのです。情報量があまりにも多く、選択に迷う方もいるでしょう。スーパーマーケットでは常に同じ食材が売られており、季節が意識できない環境に置かれてもいます。こういった現代社会の傾向が、五感を閉ざす要因になっているのかもしれません。

旬を意識した薬膳ハーブティーとブイヨンで体を温める。頑固な便秘も改善

旬を意識することが難しい現代社会。教室に来て、旬を意識した食を取り入れることにより、体調が変わった生徒さんがいらっしゃいます。

50代はじめのDさんは、悪性リンパ種でまぶたが腫れ上がり、失明の危機もあると宣告されていました。Dさんは富山県ご出身。小さなころから自然豊かな海の幸、山の幸に恵まれて伸び伸びと過ごしていたそうです。富山にいたころは、旬を意識したシンプルな食で毎日きれいな空気も吸って幸せだったと今では感じるそうです。

一昨年の夏に初めて教室に参加されたときは、お顔全体が腫れ上がり、目はほとんど開いていませんでした。体がだるいでしょうに、ご自身の思いが満潮状態で、体調の悪さ、専門医から受けた話など、ご自身の現状をスコールのように私に降り注がれ

ました。

スーパーでは決まったものしか買わず、旬を意識していないこと。また、スコールのように息つぎもなく話される様子を拝見していると、体質的に呼吸が浅いようです。誰にでも多かれ少なかれあることですが、Dさんは頑《かたく》ななまでに、嫁ぎ先のお付き合いに対して強い拒絶感をお持ちのようでした。漢方的には、目に見えるものを心的要因から拒絶すると視神経および眼科領域に不調が出やすいといわれています。呼吸が浅いと気道が閉鎖しやすく、首から頭上の血行閉鎖につながります。

彼女は、病院での治療の合間、多い時で2週間おきに教室に参加。最初のころは都内に住むご姉妹も一緒に、お子さんが留学先から戻ればお子さんも伴って、教室にお見えになっていました。

冬のころは、毎日ブイヨンを引き、旬の薬膳ハーブティーを飲み、家族間で、体の変化の意見交換もされたそうです。生理がすっかり上がったと思っていたお姉さまは数年ぶりに生理が来ました。体の芯がほぐれて温まったのでしょう。同時に、かっちんこっちんの便秘がスムーズなお通じに変化したそうです。お子さんたちも昨今のオーガニックブームと連動して素材と旬の大切さを理解し始めたそうです。そうなってくると、Dさんご自身も毎日の食に、旬を意識した素材調味料を取り入れていくことが楽しくなっていきました。

1年経った去年の夏、腫瘍マーカーも正常値になったそうです。食の力で体に寄り添うことができ、治療の効果と相俟《あいま》った劇的な変化でした。

Dさんの登場により、もっと体に旬を感じてほしいという強い思いが湧き上がりました。

体調が悪くても、自分の体に鈍感な方が多いのも、最近の傾向ではないでしょうか。こんな現代社会の環境で閉塞してしまった五感に風穴を空けるには、その日の旬のマストな素材のすべてを直接的に感じ取っていただくしかありません。そう思い、レシピのない料理教室に変更したのです。

オーガニック薬膳料理教室では、薬膳ハーブティーから始まり、本日のブイヨン、前菜、スープ、メインという構成でお料理をお出ししています、毎日毎日、その場でその方に寄り添ったレシピを考案し、お料理しますので、教室当日はレポート用紙だけでレシピはありません。

このスタイルに、みなさんとても驚かれます。服飾関係の生徒さんからは、まさにオートクチュールだといわれたこともあります。

しかし、365日、天候、個々人の体調、それぞれみな違うのです。

教室では、事前に生徒さんにうかがったアンケートをもとに、最前線の本当の旬を、厳選、用意して、手作りできる調味料は作りたてを使用します。参加日からおよそ1カ月間の体に寄り添うように集中します。

副作用のない薬膳ハーブティーで植物の薬効パワーを取り込む

食材のなかで、案外軽く考えられがちなのがハーブです。けれどもハーブは香りが持つ効果とともに、**ハーブ自体に含まれるさまざまな薬効があり、上手に使えば、体調を整えるのにとても適した、手近な素材**といえます。

手軽にハーブを取り入れたいなら、お茶にするのがおすすめ。私の教室では、初めに必ず「本日の薬膳ハーブティー」を飲んでいただきます。最初にお茶を飲むと、体がそのあとにいただく料理を受け入れる準備をするからです。

また、教室へは、みなさんは混《こ》んでいる電車に乗ったり、人混みのなかを歩いて来られます。電車の移動は胃腸も揺れます。なので、着席したときはまだ緊張が続いていて、すぐにはリラックスできません。お茶を飲んでいただきながら、最近の体調などを聞いたりしているうちにだんだんと緊張感が取れてきます。そこにハーブの香りがあればなおのこと、リラックス効果が相乗的に上がるのです。

一日の始まりに、昼間、ちょっと疲れたなと感じたとき、夜寝る前に興奮した神経を休めたいときにお茶を飲みたくなるのは、体が求めているからです。ちなみに、夜はミルクティーにすると入眠態勢に入りやすくなります。

教室でお出しする旬を意識した「本日の薬膳ハーブティー」は、季節やその日の気温、生徒のみなさんの体調に合わせ、**ハーブの茶葉だけでなく、フルーツや薬膳素材をブレンドした香りのお茶**です。

フルーツをブレンドするのは、フルーツの持つアロマの作用を取り入れるため。たとえば、りんごの香りにはリラックス作用と、食欲を喚起して消化を促進させる働きがあります。交感神経を鎮め、不安感を取り除いて安眠に誘ってくれますから、ストレスを抱えていて不眠が続くようなときにはぴったりの香りです。

このように、ハーブとアロマの両方の効用を持つのがお茶なのです。「薬膳ハーブティー」と名づけているのも、さまざまな効果効能が期待できるからにほかなりません。

カモミールやラベンダーなど、鎮静効果のあるエッセンシャルオイルの香りをアロマポットなどで部屋に漂わせる方法もありますが、**食材のアロマを利用すれば、口に広がる香りも楽しめるので、より親しみやすい**のではないでしょうか。

もちろん、エッセンシャルオイルも薬用効果の高いものなので、花粉症やアレルギー、更年期症状など、慢性的なトラブルの軽減に役立ててほしいものです。化学的な薬品ではない植物の自然のパワーですから、心から癒され、豊かな気分になれます。

また、ハーブティーは水分がたっぷりありますから、水分補給になるというところが大きなメリットです。

話は戻りますが、前章で述べたように、私の場合、パリに滞在していたころは、ガン細胞を持っていたこと、抗ガン剤の影響が残っていたことで、体の細胞が乾ききっていましたから、水分補給と水分代謝に気をつけることは重要な課題でした。けれども、ハーブティーのおかげで、水分代謝についてはうまく循環するようになり、あとに残った問題は体力だけでした。

症状別薬膳ティー

つらい症状があるときは、薬膳ティーを飲んで体をラクにしてあげ、回復を早めましょう。旬の食材を上手に利用して。

＊作り方の分量は2〜4人分。煮出したあとは茶こしなどで漉《こ》して、器に注ぐ。

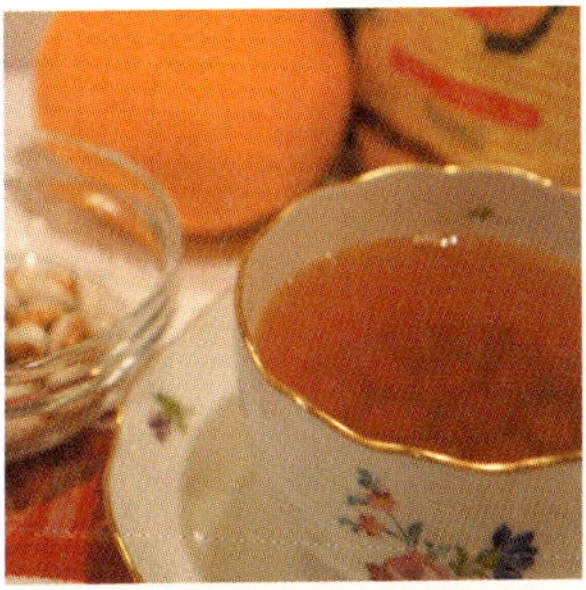

清見オレンジ1個は皮に塩をまぶしてこすり、水で洗い流す。皮をむき、皮はせん切りに、身は輪切りにする。トラ豆1/3カップは水洗いし、ざるに上げる。オレンジの皮を中火で色づくまでから煎りし、トラ豆を入れてさっと炒める。水2ℓとルイボスティーバッグ2個を入れて蓋をし、弱火で1時間ほど煮る。豆がやわらかくなったらオレンジの身をつぶしながら入れ、ひと煮立ちさせてカップに注ぎ、ハチミツ適量を入れる。

花粉症予防には

清見オレンジとトラ豆のルイボスティー

アレルギーの出やすい時期には、鼻腔《びくう》粘膜や目の粘膜の保護、胃腸粘膜の修復再生に効果のあるこのお茶がおすすめ。トラ豆は、血中コレステロール値を下げ、記憶力を高める作用のあるいんげん豆のなかでも高級品。新陳代謝を高め、抵抗力、免疫力を強化してくれます。大変風味がよく、煮豆に利用されることが多いのですが、今回は清見オレンジとルイボスティーでじっくり煮出しました。

皮膚アレルギーには

ジャスミンリラックス薬膳ハーブティー

天気、気温、湿度などの環境の変化に、皮膚を通して敏感に反応する方は、耳や鼻が冷たくなり、皮膚の表皮がカラカラに乾き、カラ咳も出てきます。気温が急に下がると、体がギュッと引き締まったりもします。上品な甘い香りのジャスミンの花は、生薬名をマツリカといい、香りの作用で脳を刺激して自律神経のバランスを整え、皮膚のかゆみ、乾燥を取り除きます。また、食道や咽頭《いんとう》、胃腸の不具合を整え、不整脈にも効果的。ぶどうとセージを加え、体をさらにリラックスさせましょう。

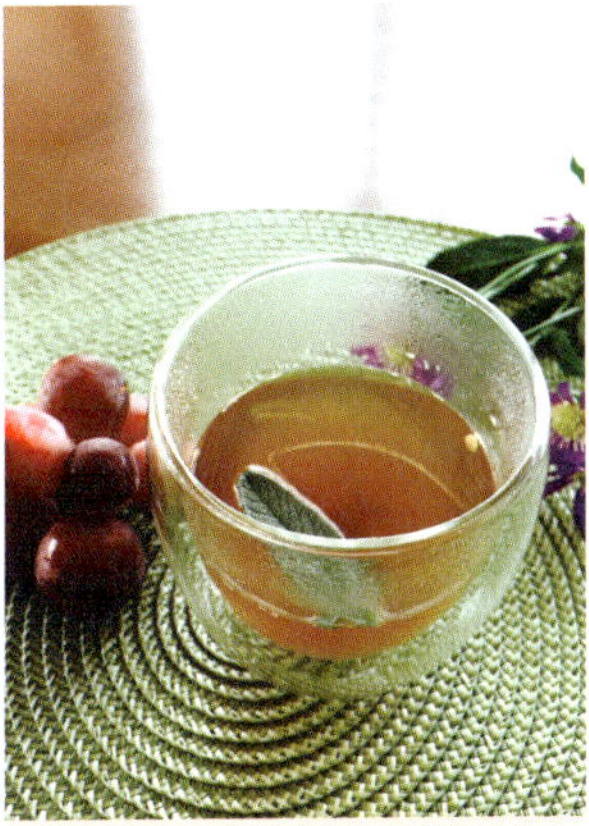

レッドグローブ（大粒のぶどう）6粒を鍋に入れて弱火でから煎りし、水分を飛ばす。水600mℓとジャスミンティーバッグ1個を入れて、弱火〜中火で15分ほど煮出す。レモン汁小さじ1、セージ6枚を入れて火を止め、5分ほど蒸らす。

便秘には

桜と柑橘の香りルイボスティー

冬の寒さで腸の運動が滞り、冷えがたまっていると、便秘になりやすくなります。３月中旬の啓蟄《けいちつ》のころに、そう感じる方が多いかもしれません。体全体が乾燥し、気力が落ちて、便を出す力が弱まりがちだからです。

柑橘の皮の働きで、お腹の張りを取り除き、気の巡りをよくしてデトックスしましょう。喉の詰まりにも効果があります。抗酸化作用のあるルイボスティーと桜の花房を軽く煎り、まろやかな香りに。

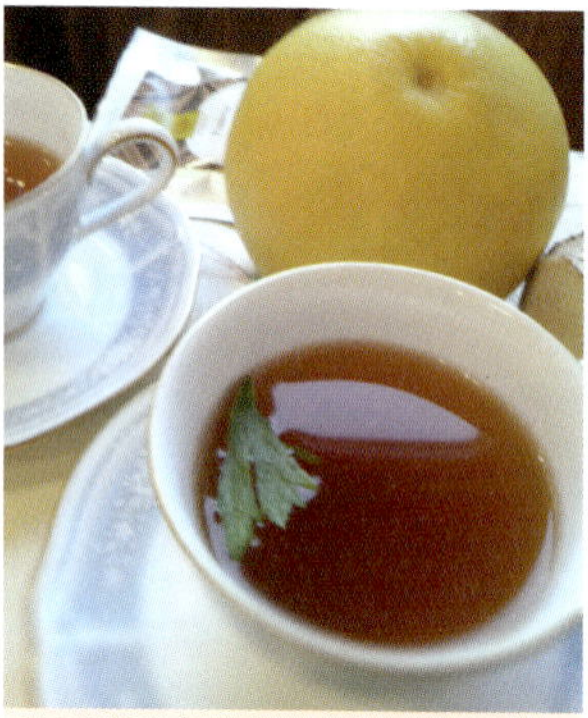

桜の塩漬け２花房は、水洗いして水気を拭く。文旦の皮 1/3 個分は、お湯で洗って水で冷まし、細かいせん切りにする。しょうが親指大は皮ごと極細のせん切りにする。これらの材料とルイボスティー小さじ３を鍋に入れ、中火にかけて軽く煎る。ブランデー大さじ３を回し入れてアルコールを飛ばし、水１ℓを少しずつ入れて中火で 20 分ほど煮出す。

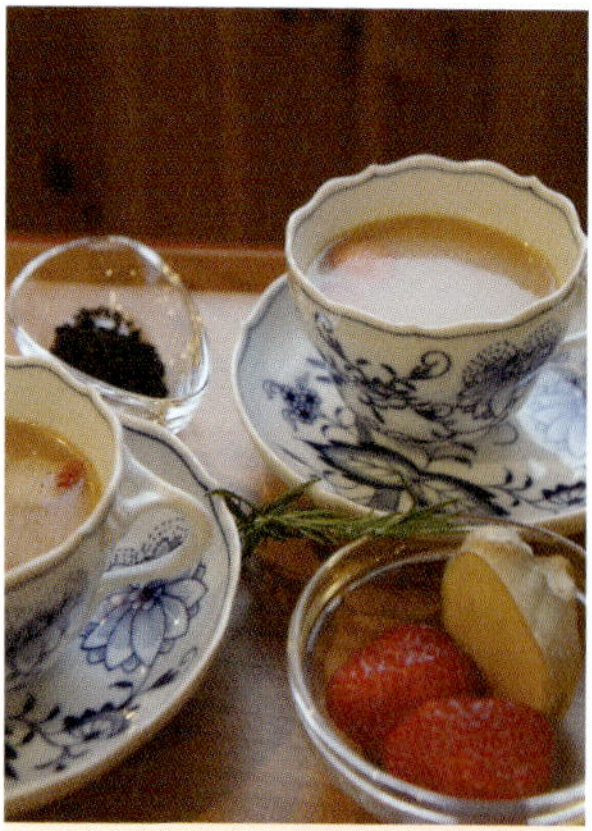

親指大のしょうがを細かく刻み、鍋でから煎りして、香りが出たらいちご６粒を加えてから煎りする。ここへ、アールグレイ小さじ３と牛乳 700mℓを入れて蓋をし、弱火で 16 分ほど煮立てる。これを漉して器に注ぎ、ハチミツ適量を加える。

発熱には

ホットイチゴミルクティー

季節の変わり目は、天候や気温もめまぐるしく変わり、心と体のバランスを崩してしまいがち。ストレスや熱が体にこもって熱が出てしまうこともあります。そんなときには、いちごと牛乳の温かいお茶がおすすめ。いちごは加熱することで整腸作用のペクチンが増え、牛乳のカルシウムとともに心身の調子を整えます。紅茶のアールグレイを加え、香りの作用も取り入れました。体の循環不全を起こしている方も、しょうがの発汗作用で上向きな気持ちになれるでしょう。

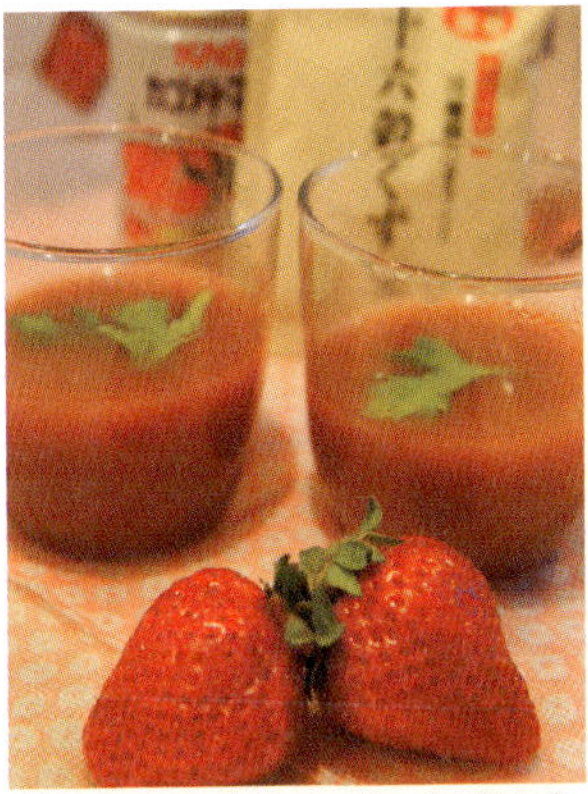

鍋にカモミールティーバッグ1個と水300mℓを入れて中火にかけ、ひと煮立ちさせる。トマトジュース1缶といちご3粒を加え、いちごをつぶしながら再度ひと煮立ちさせる。16穀葛湯（市販品）1袋を入れて、ダマにならないようによく混ぜながら煮溶かす。

のぼせには

トマトといちご、穀物ベースのティー

それほど暑い日でもないのに顔が熱くなったり、頭がボーッとしたり。のぼせは、じっくりと落ち着いて物事を考える陰の気力が足りず、粘膜のうるおい不足も原因です。そのため、喉や目の乾燥も起こしやすくなります。

これらの症状には、口の乾きを止め、熱を冷ますトマトといちご、五臓をうるおす発芽玄米がベースの雑穀が効果的。粘膜を保護するカモミールの香りは、気分を落ち着かせる作用もあります。トマトのリコピン、いちごのビタミンCのダブル抗酸化作用で、日焼け防止にも有効です。

体の痛みには

赤ビーツとローズの美肌ティー

体の痛みが出やすい、瘀血《おけつ》体質の方におすすめのお茶です。瘀血とは、血液の巡りが悪くなり、汚れがたまりやすいこと。そのため、肩凝り、冷え、リンパの腫れ、むくみなどの症状が出やすくなります。血の巡りをよくする赤ビーツとローズを使い、内臓を温めて胃腸の働きを改善すれば、美肌にもつながります。

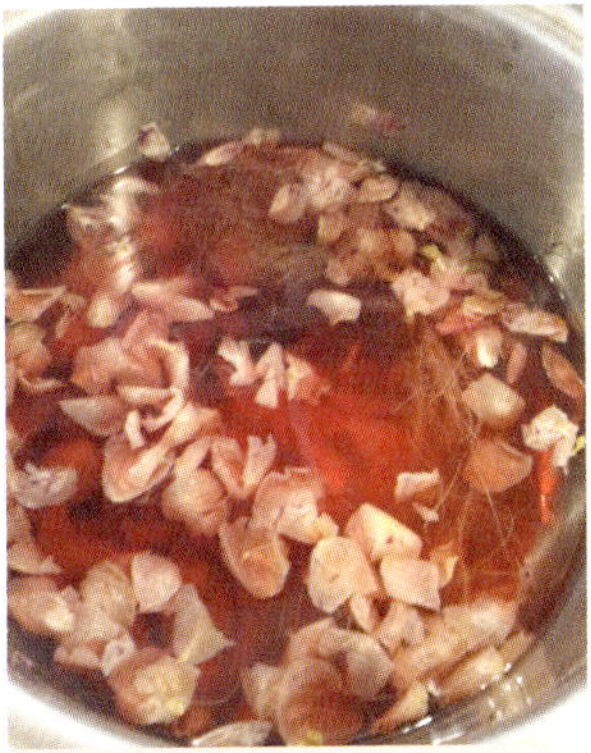

ごぼうの笹がき1/4本分と、とうもろこしのひげ1本分を鍋に入れ、中火でから煎りし、ブランデー1/3カップを回し入れ、強火でアルコールを飛ばす。水1ℓを入れて、いちょう切りにした赤ビーツ1/2個分とローズレッドティー1/2カップを入れて6分ほど煮立てる。カップに注ぎ、ハチミツとスペアミントを添える。

抜け毛には

ネーブルオレンジとセロリのトマトカクテル

瘀血体質、虚《きよけつ》血体質の方は栄養を全体に巡らせることができずに、抜け毛や肌荒れを起こしやすく、爪が欠けやすくなったりします。また、熱がこもりすぎて毛穴の開きが悪くなることも、抜け毛の原因になります。セリ科の野菜、セロリにはこもった熱を排出し、気を巡らせる働きがあり、強壮、利尿、健胃、鎮静、血圧降下、抗血栓作用などがあるとされています。肌ケアに効果のあるトマトのリコピン、オレンジのビタミンCを加えました。ビールの代わりに炭酸で割ってもさわやかです。

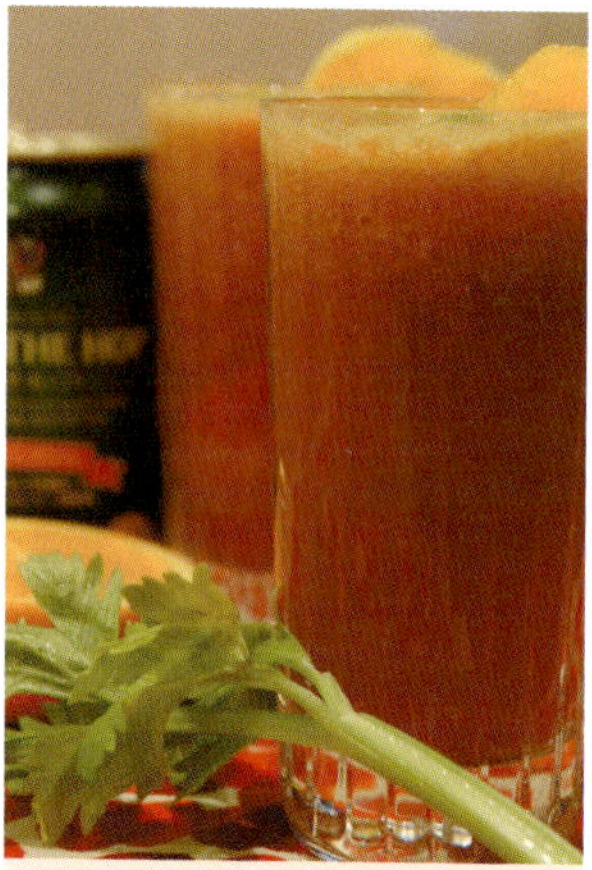

皮をむいたネーブル1個とセロリ1本をジューサーにかける。これを1人分につき、グラスに50mℓ入れ、トマトジュースを30mℓ注ぎ、よく混ぜてからビールを注いで、シナモン小さじ1/2を振る。

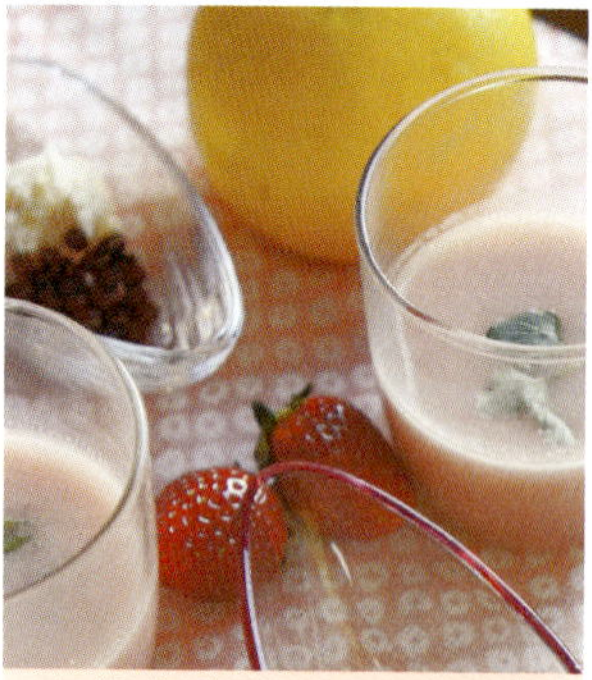

いちご8粒は半月切りに、日向夏は皮をむいてワタごと半月切りにする。酒粕大さじ2は水60mℓに入れて、小豆（乾燥）大さじ1を加え、1時間ほど漬けて溶かしておく。鍋にアーモンドの粉大さじ2を入れて弱火にかけ、香ばしい香りがしたら、いちご、日向夏、水で溶いた酒粕と小豆を入れて、マッシャーでつぶしながら煮る。ひと煮立ちしたら水540mℓを加え、蓋をして極弱火で20分ほど煮る。

肌荒れには

いちごと日向夏のアーモンドオーレ

日向夏は、初夏に出回る柑橘。表皮と果肉の間にある白いワタの部分は苦味がなく、果肉と一緒に食べると、ほんのりとした甘味が感じられます。ワタにはペクチンが豊富で、皮膚の乾燥、肌荒れを防ぎ、腹部の筋肉の緊張をゆるめて便秘の解消、利尿作用に効果があるとされています。ここでは、体を温めてゆるめる作用の酒粕《かす》との相乗効果で、肌にうるおいを与えます。やはり利尿作用のあるアーモンドの粉と小豆を加えて肌代謝を高め、いちごのビタミンCで肌の修復を促します。

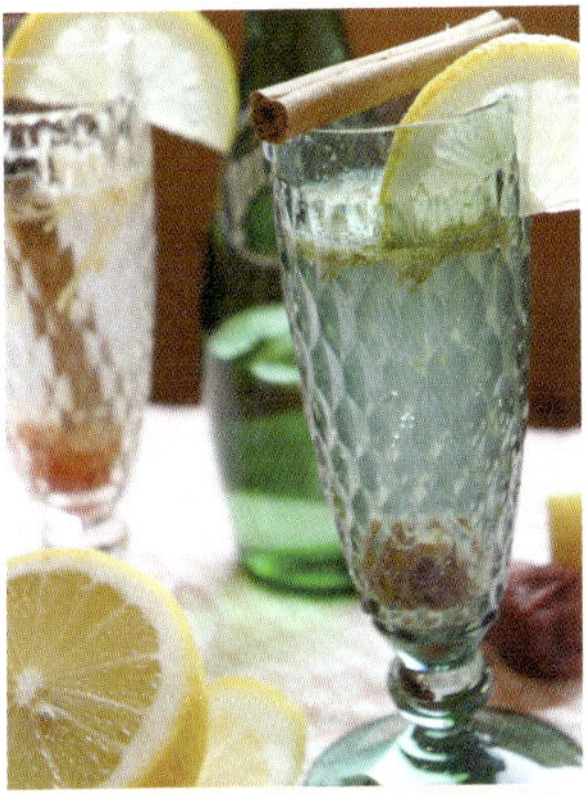

しょうが親指大は極細のせん切りにする。梅干し1個は種を除いてペースト状にする。鍋にしょうがと梅干し、シナモンスティック2本を入れて、弱火で10分ほどから煎りする。粗熱が取れたら、レモンの輪切りを1枚ずつ入れたグラスに入れ、炭酸水を注ぐ。

体力消耗には

梅とレモンのジンジャーエール

梅干しの果肉からは、ムメフラールという血流改善に有効な成分が見つかっています。これは体力回復に効き目のある成分。天候不良が続くとむくみやすい方には、この成分は有効的に作用し、利尿作用と内臓代謝促進でスムーズに体内をきれいにしてくれます。また、梅干しの抗菌作用はクエン酸によるもので、腸内で胆汁酸との相乗効果を発揮し、体力回復作用とともに、多くの悪性細菌に対して抗菌作用を示すと考えられています。

咳、喘息には

いちごといちじくのスパイスティー

太陽の日差しが弱い冬は気持ちも内にこもりがちになりますが、3月になると日差しも明るくなり、頭上から自律神経に働きかけ、前向きにしてくれます。末端の冷えや筋肉硬直を改善して咳、喘息《ぜんそく》を鎮めるシナモンと、健胃作用を持ち、乾燥や冷えを取り除き、リラックス効果でうつの改善にもつながるクローブを合わせました。いちごといちじくは、喉の痛みやカラ咳を鎮めます。

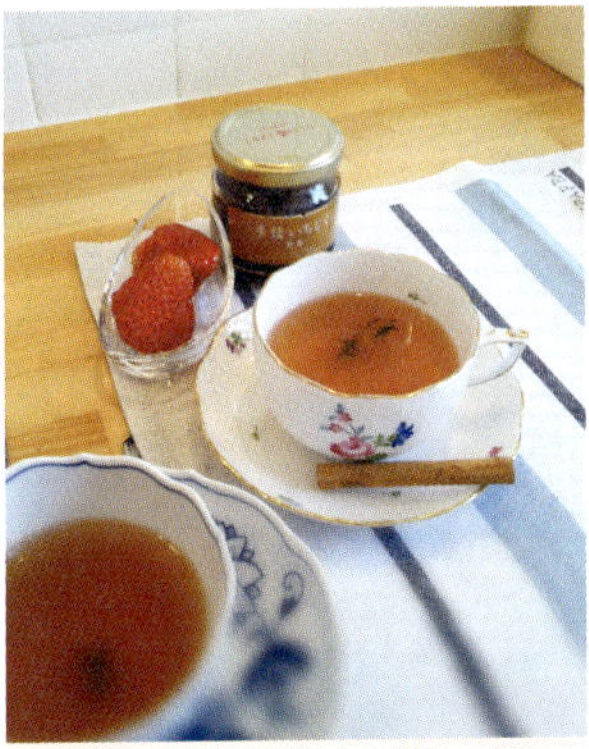

いちごといちじくは細かく刻む。クローブは庖丁《ほうちょう》の背でつぶす。鍋にいちじくとクローブを入れて弱火で3分ほどから煎りし、いちごを入れてさっと炒め合わせる。紅茶のアールグレイ小さじ3を振り入れて、水4カップを少しずつ加えていく。シナモンスティックを入れて中火で10分煮る。

風邪の引き始めには

ローズヒップミントの昆布茶

　体の節々が痛くなったり、鼻や喉の粘膜が炎症を起こしたりしないように、ビタミンCを補給しましょう。ローズヒップは世界一ビタミンCを多く含む植物。その含有量はレモンの約20倍ともいわれています。さらに、カルシウムが牛乳の約9倍、鉄分はほうれん草の約2倍、βカロテンはトマトの約20倍、リコピンもトマトより多く含まれています。昆布を加えて飲みやすくしました。

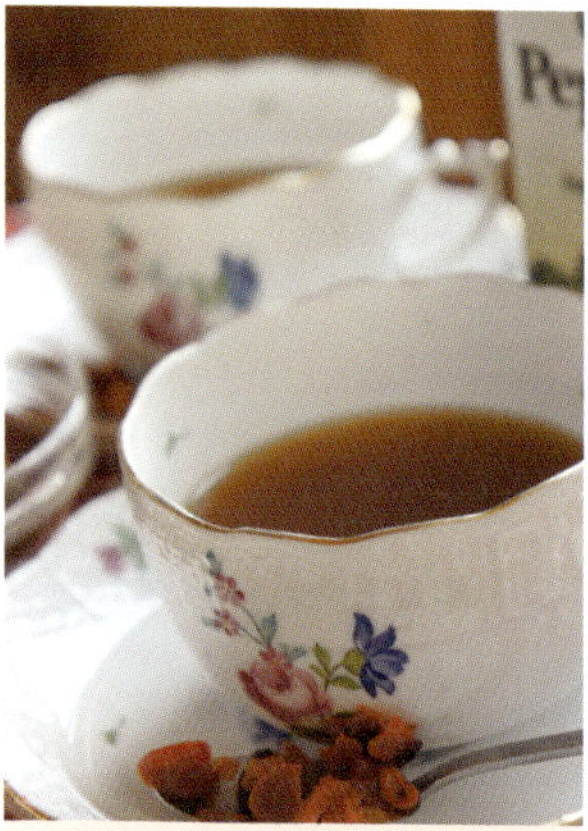

鍋にローズヒップ小さじ3と水600㎖、ミントティーバッグ1個、昆布2cm角1枚を入れて、ひと煮立ちさせる。ハチミツ小さじ2を加えて極弱火で20分ほど蒸らし煮し、ローズヒップの成分を十分に抽出する。これを漉していただく。

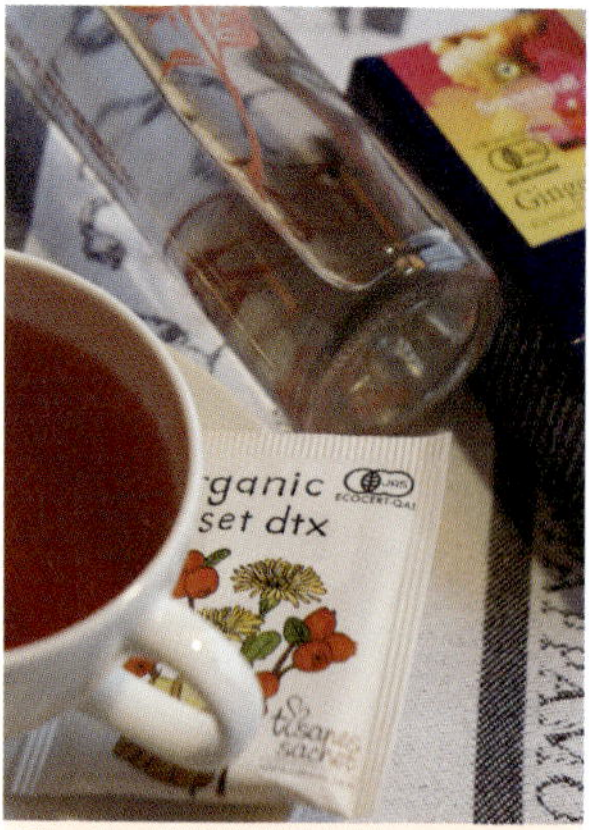

温めたカップ2個に、しょうがの砂糖漬け1かけずつを入れる。リセットティーバッグ1個に湯1カップを注いでお茶を作り、6分ほど蒸らしてローズウォーター大さじ1を加えて混ぜ、カップに注ぐ。ゆっくり深い呼吸をしながらいただく。

冷え症には

たんぽぽのホットティー

　たんぽぽは中国やヨーロッパでも古来からその薬効が知られており、とくに冷え症改善に有用とされてきました。漢方薬には蒲公英根《ほこうえいこん》（たんぽぽの根を乾燥させたもの）があります。たんぽぽには胃腸を温め、胃を丈夫にする働きがあるので、冷え症の方には、乾燥たんぽぽを使ったお茶がおすすめ。たんぽぽとジンジャーがベースの市販のオーガニックリセットティーを使えば手軽です。

　しょうがをから煎りする代わりに、しょうがの砂糖漬けを使い、自律神経を整えるために、オーガニックローズウォーターを垂らして、赤い色にします。

気力が上がると意欲が生まれ、筋力がつくと体力が生まれる

体力というものは、筋力をつけることでも向上しますが、自分自身で何かをしようとする意欲からもついてくるものだと思います。

しかし、パリの料理学校で学び始めた当初の私は、意欲はあったものの体がついていきませんでした。関節がひどく腫れてしまい歩けない状態でしたが、そんななかでもハーブなどでケアをしつつ、**気持ちを前向きに持つと筋肉もつきやすくなる**、と実感しました。それはいってみれば、イメージトレーニングのようなものです。

気力を上げる、意欲を上げる、そして筋肉をつけ、体力をつける。この一連の流れを自分のなかでスケーリングしていき、車椅子は止めて杖を突きながら歩いてみようと思いつきました。時間をかけて歩いているうちに、もし痛みがひどくなったら、エッセンシャルオイルを使ってマッサージをし、筋肉をほぐしてみよう。自分の体を

いたわって手当てをしながら歩いてみよう、という意欲がわいてきたのです。

考えてみれば、筋肉というものは動かさなければ固まって動かなくなるし、関節も使わなければきしみが出てきます。がんばって動かせば、必ず進歩がある。そう思って最初は、普通の人なら5分で着く場所を、松葉杖を使って20分かけてゆっくりゆっくり歩いていると、そのうちに、松葉杖と足の運びが連動するようになり、スピードが上がってきました。すると、さらに歩こうという気力が出てくる。その気力をいかに持続させ、向上させるか、アイデアを駆使し、実行することが肝心なのです。

ああしてみよう、こうしてみようと思ったら、気力を奮い立たせてやってみる。それが意欲の相乗効果を生み出します。私の場合は、この繰り返しで今に至っているようなものです。そのときに大切なのは、努力が実ったシーンをイメージすること。イメージ力はいろいろな場面で可能性を広げます。

食材を選ぶときでも、その**季節の色や匂いをイメージし、自分の体が欲しているものがぴったり合うものは何か探してみる**こと。そういうものを食べれば、体はより敏感に反応し、細胞レベルで喜ぶことは間違いありません。

ハーブとアロマのオーガニック薬膳的効用

パリに滞在中、ガンによる痛みをやわらげ、熱や乾きを癒してくれたハーブやアロマ（香り）について、効果効能をまとめてみました。香りはフレッシュハーブでも得られますが、精油（エッセンシャルオイル）ならではの香りの効能も多くあります。

セージの効能（ハーブ）

日本では、薬用サルビアと呼ばれており、名前の元はラテン語のサルビアで、「治す」という意味。古い格言では、旬の5月のセージを食べると長寿を引き寄せるといわれています。

セージの効能としてよく知られているのは、**殺菌**、**消化促進**、**強壮**、**精神安定**ですが、**唾液分泌**を促す効果も見逃せません。とくに、唾液分泌が滞りがちな、病中、病後には、すりつぶしてうがい薬として使用するとよいでしょう。やや薬臭い香りには、**記憶力**を回復する作用があり、認知症予防にもよさそうです。

セージの薬膳的効能の目的の一つには、腸の中を掃除してリセットするデトックスがあります。そういう意味でも、春の季節のセージは、冬の間にため込んだ毒素を出しきるのに、欠かすことができません。

また、セージは肉の腐敗を防ぐ働きや、動物性脂肪を中和する作用があることから、肉料理によく使われます。ちなみに、ひき肉の腸詰めにセージを加えたものがソーセージです。

胃健作用もあるので、満月のころになると腹部に膨満感を覚え、ガスが出やすい気《き》滞《たい》体質の人におすすめです。また、血液の汚れが滞りやすい瘀《お》血《けつ》体質の人も、積極的に取り入れましょう。

ローズマリーの効能（ハーブ）

ローズマリーは、少しの刺激や空気に触れるだけで、香り高い草木の香りがします。樟《しょう》脳《のう》の香りにも似ているといわれ、和名ではマンネンロウ、生薬では迷迭香《メイテツコウ》と呼ばれています。ヨーロッパでは「海のしずく」を意味する「ロス・マリヌス」という言葉が語源だそうです。

一般的には、**記憶力を高める**、**集中力を高める**、**脳を活性化する**、といった効果が注目されており、記憶改善ハーブとして重宝されています。

花粉症には、ローズマリーを浸した湯をベースにしたハーブティーが効きます。

ローズマリーの葉は上向きに伸びていくこ

とから、無気力やうつの傾向がある、病気のことを気にしすぎる、自我に欠ける、といったメンタル面を改善するイメージを持つことができます。

旬の食材と合わせてローズマリーの香りの作用を取り入れることで、自己免疫の再生力を目覚めさせて、体の改善力に自信が持てるようになります。

また、心臓の拍動を強める働きもあり、**低血圧や手足の末端の冷え**には抜群の効果を発揮してくれます。

セロリの効能（ハーブ）

セロリは、安土桃山時代に豊臣秀吉《とよとみひでよし》が朝鮮に出兵したおり、日本に運ばれてきたという説があるほど、古くからあるものです。当時は「オランダみつば」と呼ばれていました。しかし、独特の香りや味が受け入れられず、一時は忘れられていました。

日本人に受け入れられるようになったのは、カレー、シチュー、コンソメスープなど、洋風料理の香りづけとして広まったからです。

セロリの**茎は体の熱を取り、頭に上った気を下ろす働き**があります。更年期の女性に多い陽熱《ようねつ》体質で、ストレスを肝臓や脾臓にためやすく、白目の充血がある人、がっちりしていて太り気味の人にぴったりのハーブです。

頭痛やストレスから生じる血圧上昇には、昔は嫌がられたこの独特の香りが効果的。**不安や緊張をやわらげる**作用があるからです。

体にむくみがたまりやすい、水毒《すいどく》タイプの人は、熱を加えた葉をお茶にして飲むと、体内の水分量を調節し、カリウムの働きで利尿作用を促すことができます。**むくみには葉を、ストレスやほてりを取るには茎**、と覚えておくとよいでしょう。

フェンネルの効能（ハーブ）

古代エジプトでは健胃腸薬として、またデトックスや利尿作用を目的として使われていました。中国や日本では小茴香《ショウウイキョウ》と呼ばれ、種が漢方薬に用いられています。種に含まれるアネトールという成分が、女性ホルモンのエストロゲンに似た働きを持つため、**生理不順、更年期障害など女性特有の症状の緩和剤**として有効です。

薬膳では、**真夏の夏冷え、真冬の冷えほてりを取る**のに利用します。また、瘀血を改善し、気の巡りをよくして、**胃腸の調子を整え**ます。魚介でいえば、夏は旬のほたて、冬はかきなどを、肉類なら夏は牛肉、冬は鴨肉などをフェンネルと組み合わせることで、内臓の体温を上げる働きを促します。

またフェンネルは、肌のターンオーバーを正常化し、肌のシワやたるみを予防します。入浴の際は湯船にフェンネルの葉を入れると、美肌効果が期待できます。

タイムの効能（ハーブ）

古代エジプトではクミンと同様に、タイムはミイラの防腐剤、保存剤として使用されていたそうです。その後も冷蔵技術が発達するまでは、タイムは保存剤として重宝されてきました。

中国や日本では、立麝香草《タチジャコウソウ》と呼ばれ、**強い**

抗菌作用があることから、風邪の引きはじめの寒気や、喉の痛みを治めるのに使われます。

薬膳では、リウマチ、痛風、神経痛に対して用いるほか、気のエネルギーが弱くなっている人の胃腸を正常に整えるため、ハチミツ、トマト、血合いの多い青魚を合わせます。それらの相乗効果で、強力な殺菌力を体内に取り込むことができ、感染症の予防にもなります。

ユーカリの効能（アロマ）

一般的には、ミントが花粉症に効くとされていますが、シャープで爽快《そうかい》感のある、クリアな香りを持つユーカリも、**鼻づまりの緩和**に大いに役立ちます。

ユーカリはオーストラリアを中心に分布する常緑性の高木で、多くの種類があり、コアラの食物としても知られています。オーストラリア先住民（アボリジニ）は、これをキノと呼び、傷を治す薬草として利用してきました。

ユーカリには1,8-シネオールという成分が多く含まれており、ユーカリの精油は、**花粉症からくる鼻水、鼻づまりを解消**するだけでなく、**目のかゆみ、咳や痰《たん》の鎮静作用**も持っています。

フレッシュタイムを叩《たた》いたものにユーカリの精油を数滴落とし、室内の数カ所に置くだけで、風邪やインフルエンザの症状をラクにします。抗炎症作用があるので、軽い火傷や発疹《ほっしん》の初期症状にもよく効き、回復を早めます。

ベルガモットの効能（アロマ）

紅茶のアールグレイの香りづけに使用され

ているベルガモットは、今から500年以上も前、コロンブスがカナリア諸島で原木を発見し、スペインやイタリアに広めたといわれています。

　柑橘類ではありますが、果実はとても苦味が強く、食用には不向きです。

　ベルガモットの香りは**鎮静作用と高揚作用の両方をあわせ持ち、精神のバランスを取って、安定させます。**

　アールグレイの紅茶が飲みたい気分のときは、潜在意識のなかに、ストレス、怒り、陰の感情を抱えているのかもしれません。そのようなときは、下痢、便秘、食欲不振、過食など、神経系の胃腸トラブルを発生しがちです。これらの症状には、ベルガモットの香りがもっとも適しています。

レモンの効能（アロマ）

　古代からギリシャ、エジプトでは、肉や魚の保存、食中毒の解毒剤として、レモンはとても身近な存在でした。

　その甘く酸味の強い香りの主体は、皮と身の間にあるリモネンという成分。荒れた唇や脂性肌の改善、脂っぽくなりやすい背中の湿《しっ》疹《しん》の毛穴を引き締め、鎮静させる働きがあります。

　血行をよくして体を芯から温めて、老廃物を排出する効果があることから、瘀血体質で冷え症の人、水毒からくるむくみがある人にとくにおすすめです。

ローズウッドの効能（アロマ）

ローズウッドはアマゾン原産の樹木で、ローズとは異なります。バラのような香りがすることから、一時は乱伐により、絶滅が危惧《きぐ》されていました。現在は、ブラジル政府の保護下で植林が進んでいるそうです。

すっきりした香りのローズウッドにはリナロールという成分があり、それがメンタル面に作用して、**リフレッシュ効果やリラックス効果をもたらすだけではなく、精神を活性化させて気分を上向きにしてくれます。**落ち込んだときや精神的な疲れがあるときには、心を癒して活力を与えてくれます。

ゼラニウムの効能（アロマ）

古くからヨーロッパでは、悪魔払いにゼラニウムを家のまわりに植える習慣がありました。今でもドイツなどでは、赤いゼラニウムを飾る習慣が見られます。ローズに似た香りを持つことから、ローズゼラニウムという別名もあります。

副腎皮質ホルモンや脳の視床下部に働きかけ、**自律神経のバランスを調節し、精神不安定改善、更年期障害をやわらげる作用**があるとされています。

ホルモン分泌を調節する働きがあり、生理痛、生理不順、PMS（月経前症候群）、更年期障害を抱えている瘀血体質、虚血《きょけつ》体質の人に合っている香りです。

とくに、虚血体質で、こむら返りが出るような不調がある人、集中力が低下して、不安感が増しているときには、ゼラニウムの香りを取り入れながら、造血作用のあるレバーや黒い色の食材、ナッツ類を多めに摂ることをおすすめします。

ラベンダーの効能（アロマ）

安眠効果のあるアロマといえば、ラベンダーを思い浮かべる人も多いことでしょう。古来ローマでは傷の手当てに、心の安定に、一日の浄化のために、ラベンダーを浴槽に入れて沐浴《もくよく》していたと伝えられています。

自律神経のバランスを調節する働きがあり、ストレスや怒りで気の流れが悪くなり、**イライラしたりするときに、気を静めてくれます。**ゲップやおならがよく出て、お腹が張っていたり、生理前の不調が出やすい、いわゆる気滞体質の人には、気の流れをよくするラベンダーの香りが適しています。

ラベンダーにも芳香成分リナロールが含まれており、鎮静、鎮痛、抗炎症作用があり、気滞からくる体のあらゆる痛みに作用し、やさしく緩和してくれます。

カモミールの効能（アロマ）

カモミールのなかで代表的なジャーマンカモミールの香りは、フランスをはじめヨーロッパ各地で、民間療法や化粧品に用いられてきました。

主成分のカマズレン（アズレン）は、万年筆のインクのような濃い青い色をしていることから、アズレンブルーとも呼ばれてきました。

陰虚《いんきょ》体質で体の乾燥、喉や目の乾燥、のぼせ、ほてりのある人、便秘がちでやせ型の体質の人には、カモミールのフルーティーな香りが適しています。

カモミールにはまた、**粘膜を保護**する働きがあり、**胃腸内膜の保護、修復に、穏やかに作用してくれます。**

陰虚体質であれば、化粧品を選ぶ際にカモミールの成分、アズレンが含まれているものを使用すると、季節の変わり目の皮膚のかゆみ、肌荒れを改善し、皮膚の再生にも効果を発揮します。

サンダルウッドの効能（アロマ）

インドでは古くから、寺院での瞑想《めいそう》に欠かせない香りがありました。白檀《びゃくだん》の薫香といわれる香りです。これがサンダルウッド。

その深くリラックスさせる香りは、**緊張が高まったり、興奮したときに心を落ち着かせる働きがあります。**また、心と体のバランスが崩れ、いったん自分を見つめ直したいときにも、この香りで安定感を取り戻すことができます。

殺菌消毒作用もあり、とくに腎機能に働きかけます。**下痢になりやすい、手足が冷えやすい、下半身にむくみが出るというような水毒体質の人に**おすすめのアロマです。

サンダルウッドの血液の循環を促す作用を香りから取り入れつつ、しょうがや小豆《あずき》を用いて、余分な水分を排出すれば、腎機能改善に役立ちます。

肌の保湿作用を得たいときには、ヨーグル

トを食べてから、サンダルウッドの香りを立たせたお風呂に入ると、肌をやわらかくして乾燥を改善します。

メリッサの効能（アロマ）

メリッサは、ミツバチという意味のギリシャ語です。通常はレモンバームとも呼ばれており、清涼感のあるレモンを連想させる香りです。

ヨーロッパでは昔から、感情のバランスが崩れやすくなる**躁《そう》うつ状態を緩和する香り**として使用されてきました。主成分のシトラール、シトロネラールには、精神面を安定させる鎮静作用があるからです。

体の疲労やストレスが過多になると、喉の気道が詰まり、咽頭に痛みが出たり、背中から腰にかけて痛みがあって、鎮痛剤を飲まなければ安定しないほどの状態でも、メリッサの香りが助けてくれます。

そのほか、**消化促進やストレス性の消化不良、吐き気にも有効的に作用**します。

血液循環をスムーズにする薬膳スープ。身近なスパイスで体を整える

オーガニック薬膳料理教室で、お茶と同じく定番になっているのが、「本日のブイヨン」です。まずは、季節の食材を使い、生徒のみなさんの状態に合わせたブイヨンを作り、それをベースに薬膳スープを作ります。

スープは**血液の浸透圧を上げ、血液循環をスムーズにする**ので、体の隅々までじんわりと栄養素が入り込みます。薬膳スープをいただくと、「このスープは私に合っているかもしれない」という実感が伴い、そういった発見が積み重なるほど、人によっては肌がきれいになったり、排泄機能が改善されたり、体調に変化が見られます。

おそらく、細胞が活性化するのではないでしょうか。人間は小さな細胞の集まりからできている生物なので、素材を重視した食べものを、旬を意識し、自分の体の声にしたがって素直にいただくことで、体の中の一つ一つの細胞が健康になっていくのだ

と思います。そういった意味で、**お茶とスープは、体の修復・改善に切り離すことはできないアイテム**です。

食材にはそれぞれ、温性の働き、寒性の働き、平性の働き、微寒性＝涼性の働き、微温性の働き、熱性の働きというものがあって、それらは春夏秋冬の季節と連動しています。季節や体調に合った働きを持つ食材を取り入れることで体を整えていく、体の不調を改善していく、というのが薬膳の基本エッセンスです。

しかし、中国の薬膳は、日本では手に入りにくい生薬《しょうやく》を使うなど、家庭では作りにくいもの。そこで私は、日本のスーパーに売っているものを生薬として使ったほうが実用的だと考え、クローブ、クミン、シナモン、八角《はっかく》、唐辛子などのスパイスをメインにし、季節の食材を組み合わせたオリジナルレシピを考案しています。

参考までに、身近な食材の働きを紹介しましょう。

温性　クローブ、クミン、なつめ、しょうが、松の実、アーモンド
寒性　れんこん、長いも、カニ、わかめ
平性　とうもろこし、パイナップル、さつまいも、かぶ、クコの実、白菜、大豆

涼性　麦、雑穀、セロリ、春菊、ナシ、いちご、バナナ
微温性　ぶどう、鶏肉、ぎんなん、みょうが、みつば
熱性　ラム肉、唐辛子、ウコン、シナモン、山椒、ナツメグ、羊肉、酒

これらの食材は季節によって、加熱の度合いや組み合わせを調整して取り入れます。

人間は食べるもので病気にもなるし、逆に病気を癒すこともできる

人間は食べものを食べることによって生きていますから、人間の体もオーガニックであるのが理想です。体の中に農薬や添加物が入っていてほしくないからです。

農産物を栽培している土壌を見ると、オーガニックのものはきちんとした土壌に改良されていて、作物は昔ながらの製法で、ていねいな管理を行ない、バランスの取れた水分補給がなされています。つまり、**手間暇をかけてていねいに作られている**のです。そうしてできた食材は、すばらしい生命力を持っています。

たとえば先日、私が福島から取り寄せた長ねぎは、生産者の方が放射線検査に合格するために、細心の配慮と労力をかけて土壌管理をし、育て上げたものでした。食べる側もそういった話を聞き、写真を見せてもらったりするなど、作り手と語り合いながら食を作り出すことが、オーガニックの本質だと私は考えています。短時間で作っ

た食事を急いでかき込み、簡単に済ませる生活とは、いかにかけ離れているか、おわかりいただけるでしょうか。

かくいう私も、病気になる以前は、白飯と佃煮《つくだに》と漬けものがあれば文句はない、という食事をしていました。そのことが、ガンに冒された原因になったといっても過言ではありません。

食の情報を一つ知るということは、食に対して一つ謙虚になれるということ。食材は安いに越したことはありませんが、背景を知って、それだけの価値があると判断できるようになれば、少し高くてもオーガニックを選ぶようになるでしょう。

オーガニックの野菜は、**まず毒にならない、食材本来の味が濃く感じられる、したがって栄養もある、きちんと履歴がわかる野菜**です。いい野菜を少量食べたほうがむしろ経済的ですし、最近は無駄を出さないために、まるごと全部を食べるレシピを工夫しているので、決して高いとは感じません。

たとえば、夏のブイヨンにはとうもろこしをまるごと使い、スープに仕立てています。とうもろこしの芯やひげ、皮には、利尿作用があり、水分代謝をよくします。いいものをきちんときれいに食べ尽くしてあげれば、自分の体も癒し尽くされます。生ゴミの量もぐっと減って、大局から見れば経済的だと思うのです。

また、オーガニックのもう一つの側面は、信用です。コンビニなどでの「買い食」には、成分表示はあっても、それが何なのかがわかりません。本当の産地はどこなのか、加工されればされるほどわからなくなります。産地表示は、原材料の生産地ではなく、加工された場所で表示されるからです。すべてそういう状況ですから、やはり、**信用できる生産者や会社から買う**しかありません。それが結果的に、自分の体を守ることになります。

添加物に関しても要注意です。コーヒーフレッシュは、ミルクに似ているものの乳脂肪分はなく、植物性油脂にいろいろな添加物を混ぜたもの。マーガリンには、悪玉コレステロールを増加させるといわれているトランス脂肪酸が多く含まれています。パンやお菓子に使われるショートニングも同様です。本物の生クリームやバターを使うと値段が高くなるので、代替品を使って買いやすくしているのです。

カロリーハーフのサラダ油も、カロリーをカットした分、添加物で補われていると考えたほうがいいでしょう。私は独立前の仕事で、ヘキサンやシュウ酸が抽出・精製過程で使われているらしいサラダ油を使った料理のデモンストレーションをやっていて、肌がボロボロになったことがあります。

漬けものも添加物だらけです。そういうものをわざわざ買うより、野菜を塩麹に漬けておくとか、簡単な方法で浅漬けを作ったほうが数倍、体にいいと思います。

そういった体に悪いものを見分けるには、五感を使うこと。形状や色を見るだけでも、生クリームとホイップクリームでは色が違うな、とか、マーガリンはやけにやわらかいな、などと気づくことがあります。漬けものなどを**舌で舐《な》めたときに不快な味が残るようなら、きっと添加物のせい**でしょう。添加物は細胞の活性再生を阻害し、活性酸素を発生させる原因になります。

一流の店でも添加物の入った食材を使っているし、「おいしい」といわれる人気のパン屋さんでも、マーガリンやショートニングが使われています。

新鮮で良質な食材、おもにオーガニックがベースでないと、本当の薬膳料理はできません。すべて素材が大事なのです。自分自身も素材でできていると思えば、悪いものは入れたくないと思いませんか？　人間はいろいろな部品でできていて、それを操作するのは食材の力です。いいものを食べていたら、どの部品も正常な働きをしてくれ、めったに故障は起きません。人間は**食べるものでできているがために、病気にもなるし、逆に、病気を癒すこともできる**のです。

オリジナル塩麹、手前みそ、発酵食品は、腸内の善玉菌を増やしてくれる

オーガニックからほど遠い食を改めるもう一つの方法は、日本の伝統食品を見直すことです。日本人が昔から食してきたものは、実にすぐれたものが多く、とくに麹を使った発酵食品は、麹菌の働きで腸内に善玉菌を増やし、腸内環境を整えて、病気になりにくい体を作ってくれます。

欧米でも、ヨーグルトやチーズなど、牛乳から作る発酵食品がありますが、日本のものは植物性の発酵食品が中心。昔からある麹菌を使ったみそ、しょうゆ、酒が代表的なものですが、納豆菌による納豆、乳酸菌を発酵させた漬けものなどもそうです。唐辛子に麹を混ぜて熟成させた、新潟の「かんずり」は、戦国時代、上杉謙信《うえすぎけんしん》のころからある調味料です。こういった**植物性の発酵食品を好んで食べるのは、アジアに共通に見られる食文化**といえます。

昨今ブームになった塩麹も発酵食品です。私は、オリジナルな方法で塩麹を作り、麹の甘味を生かした塩味として、調理に使っています。みなさんが塩麹を作られるときは、家族が集まるリビングなどに置いて、その家のその人によって常在しているよい働きをする菌、微生物を集めるようにするといいのです。

自家製のみそが「手前みそ」と呼ばれるのは、**家にいる有益な微生物が自然にみそにつき、その家庭独自の味になる**ことから。同じように、塩麹も家によって味が変わって当然です。家族の口に合う調味料を手作りする。そういった手間と心をかけることが自分で自分治しをするための入り口になると思います。

塩麹はまた、塩の代わりに調味料としても使えます。

私は塩をほとんど使いません。とくに塩を使わなくても、一緒に昆布を入れれば、昆布から自然の塩味が出ます。その程度の塩味のほうが、素材の持つ旨みが敏感に感じられます。料理本などのレシピを見ると、最後に「塩、こしょうで味を調える」とありますが、最近は、最後のひと塩もしないことが多くなりました。私の方法だと、がんばって塩分を減らさなくても、おのずと無理なく塩分が控えられます。

砂糖は、果物やハチミツで代用。甘いものを食べる習慣に歯止めを

砂糖もまったく使いません。甘味が欲しいときは、果物で代用します。もしくは、素材から酵素を引き出してくれる、ハチミツを少量加えます。それに、糖質はいろいろな食材に含まれており、意識しなくても十分に摂れているのです。

ブロッコリーやカリフラワーなどの花菜類は糖質の多い野菜なので、自然な甘味が感じられます。もちろん、いも類や根菜類には糖質がたっぷり含まれています。

よく、「**糖化と酸化が女を老けさせる**」といいますが、糖質の摂りすぎは、細胞をサビつかせ、シワやシミの原因になるといわれています。

糖質が余分にあると、処理できなかった糖はタンパク質と結合し、AGES（最終糖化産物）というものに変わります。AGESは活性酸素を増やして、タンパク質組織を老化させてしまいますが、この反応を糖化といいます。

糖化したタンパク質は茶色く硬くなることから、「サビ」ともいわれ、さまざまな病気を引き起こす原因になります。また、糖化が「お肌の敵」といわれるのは、**皮膚のコラーゲンにダメージを与え、肌の黄ばみやくすみの要因になる**からです。糖質の摂りすぎは、脂肪を蓄えるだけではなかったようです。

秋から冬にかけて、スイーツの季節とばかりに甘いものを食べたがる方も多いようですが、日ごろから糖質を控えていると、なぜか、甘いものに手が出なくなります。**甘いものを食べる、食べないは、習慣化されるのです**。

糖分の多いものは急激に血糖値を上げ、同じスピードで血糖値が下がるため、再度糖分を補充して上げようとするので、甘いものが止まらなくなります。このメカニズムを知ると、スイーツをがまんせざるを得ません。生クリームを使うときも、砂糖なしでホイップするなど、日ごろから砂糖を使わない生活を習慣化させておくと、自然に無理なく、糖尿病などの生活習慣病になるリスクが減らせます。

昆布にも産地によって旬がある。みそやしょうゆも季節に合わせる

先ほど昆布の話に少し触れましたが、私はブイヨンを作るときに必ず昆布を加えます。これも昔から日本にある和の食材で、海育ちの塩味とやさしい旨みがブイヨンのベースを作ってくれます。ただ、あまり知られていないことですが、**昆布にも旬があるので、季節によって産地を替える**と、いっそう体にいい出汁が取れます。

昆布の国内生産地のほとんどが北海道です。その北端にある、利尻島《りしり》付近で採れる利尻昆布は、秋から冬にかけてが旬になります。プランクトンの量が多くなり、寒風が入って、海の状態がとてもよいからです。冬の終わりから春にかけては、知床《しれとこ》半島の羅臼《らうす》沿岸で採れる羅臼昆布を使います。気温の上昇とともに流水が入り込み、良質のプランクトンと微生物がたっぷり入っておいしくなります。春から夏は、あっさりとした出汁の塩味が体にスーッと浸透するので、日高《ひだか》昆布のあっさりした味がおすす

め。日高昆布は、太平洋に面した日高地方で採れる昆布です。

また、アレルギー体質のため、常に肌を保湿したい方や、**肌にうるおいを持たせたい年代の方には、道南にある南茅部《みなみかやべ》沿岸で採れる根昆布が最適**です。昆布は粘膜を保護し、保水力を高める働きがあります。

しょうゆやみそも同様に、季節によって替えてみると、体になじむ感じがします。冬だと濃厚な溜《た》まりじょうゆが合いますし、春と秋は生じょうゆがぴったりきます。夏はサラッとした古式製法のしょうゆか、あっさりした白じょうゆを使います。

みそも替えてみましょう。秋から冬にかけては赤みそを使った赤だしのみそ汁を、春と秋は三倍麹の甘めのみそが、その季節の体に合います。夏は麦みそや白みそを使います。麦には体の熱を取る作用があるからです。

こうして見ると、和の食材は同じものでも種類が豊富で、味のバラエティーにも富んでおり、そのことが日本人の繊細な味覚を育ててきたのだとわかります。

和の食材は、欧米のみならず世界中で人気が高まっています。昆布などの海藻類は、ヨーロッパではあまり料理に使いませんが、フレンチのシェフは、昆布を戻して薄く割《さ》き、花びらの形に仕立てたりしています。

ゆずや山椒《さんしょう》など香りの食材もフレンチの仲間入りをしています。とくに、わさびはかなり人気がありますし、かつお節もよく使われます。世界的に健康志向の人が多くなってきたので、**フレンチもヘルシーな和食に倣《なら》おう**、ということなのでしょう。伝統的な食材だけでは発展がないのかもしれません。

同じように、中国生まれの薬膳も従来のままでは色も地味ですし、いかにも薬っぽい感じがして、とっつきにくいものです。私がフレンチの手法に中華のスパイス、和の食材を融合させたフュージョンを目指しているのは、薬膳をもっと身近なものにして、みなさんの健康に役立ててほしいと考えるからです。

オリーブオイルも旬のものを購入。体質改善にも効果あり

オイルのなかでは今のところいちばんいいと思い、日常的によく使っているのがオリーブオイルです。このオリーブオイルにも旬があることをご存じでしょうか。

オリーブオイルといえばまっさきにイタリアを思い浮かべますが、原料となるオリーブの実は世界各地で栽培されており、収穫される時期が少しずつ違っています。

晩秋の時期だと、スペイン、ギリシャ、イタリアのシチリア島などで採れたオリーブから良質なオリーブオイルが搾油《さくゆ》され、ワインのボジョレヌーボーのように〝初搾《しぼ》り〟が出荷され、日本にも入ってきます。オリーブオイルの若摘みはノヴェッロといいます。夏は、南半球のオーストラリアやニュージーランド産のものが市場に出回ります。フランスやトルコ、ポルトガルなどでも盛んに生産され、中国やモンゴル産のオリーブオイルもありますから、**お店の方に収穫や搾油の時期を聞いてみるのもいい**

と思います。

イタリアのトスカーナ地方のオーガニックマークがついているオリーブオイルが最高に素晴らしい、といわれていますが、その他の産地のものでも旬を押さえれば、おいしくて季節に合う味が楽しめます。

私は一昨年、オリーブオイルの勉強をして、「オリーブオイルソムリエ」に認定されました。紀元前からあるオリーブオイルの歴史から始まり、栽培方法、搾油方法、栄養学などを学びます。そして、108種類以上あるとされるオリーブオイルの一つ一つに説明書があり、この内容を全部覚えてテイスティングをします。

ワインのテイスティング同様、デフェットオイル（欠陥オイル）を見分けるために、感覚を研ぎ澄まして何十種類もテイスティングしているうちに、元々敏感な私は鼻水が出てきました。欠陥オイルには、いかに添加物が多いか、酸化、腐敗しているかわかります。

けれども、良質のオリーブオイルは成分的にも機能的にも大変すぐれています。**オリーブオイルは胃潰瘍《いかいよう》を治す働きがあり、認知症にもいい**とされています。トラブル肌の修復にも適しており、基礎化粧品としても使われます。

昨年あたり、ココナッツオイルが話題になっていたので、私も使ってみました。しかし、ココナッツオイルは南国のもの。日本の気候でいえば、春から夏、遅くても秋口までしか使えません。ココナッツオイルは25度以下になると固まってくるのです。しかも、ナッツなのでアレルギー反応を示す方も少なくありません。

逆に、アトピー体質の人が、オイルをすべてオリーブオイルに替えたら、体質が改善されたという方がいます。それはおそらく、**腸壁にたまっていた動物性の脂質が排出された**のではないかと考えられます。

動物性の脂質が長い間腸に滞《とどこお》ると、活性酸素の働きでアトピー性皮膚炎などを悪化させてしまいます。油脂は油脂でしか落とせません。しかも良質のオイルでないと、よけいに腸壁にくっついてしまいます。

オイルの選び方には、細心の注意を払いましょう。

調味料は醸造アルコール不使用のものを。手作りソースでおいしく食べる

腸内環境を左右するのは、オイルだけではありません。多くの方が醸造アルコールを添加した調味料を体の中にたくさん入れていますから、腸内を冷やし、循環を悪くしています。

醸造アルコールとはつまるところエチルアルコールなので、スーッとする消毒用アルコールと同じ成分です。これは**内臓を冷やす働きがあり、消化機能を滞らせて胃腸を冷やしてしまい、それによって腸の正常な働きを阻害**してしまいます。

醸造アルコールは、お酢やケチャップなどの調味料にも入っているので、要チェックです。それ自体、すぐに体に悪影響が出るわけではないのですが、脳に必要なホルモンの一部が腸内で作られるというように、腸と脳がつながっていることを考えると、脳の健康のためにも、なるべく避けたいもの。

いろいろな市販のソースが出回っていますが、**原材料に不安が残るようだったら、自分で工夫して作るほうが絶対に安心**ですし、おいしいと思います。

私は、薬膳おでんを作るときに、残った材料をペースト状にしてミートソースに変身させたりしています。ゆずの季節には、ゆずの皮をペースト状にし、塩麹やかんずりを加えて、オリジナルの薬味を作ります。残りものから発展させたり、手元にある材料を組み合わせるだけでも、いろいろなソースが作れるものです。

お酢やしょうゆは難しいでしょうから、その場合は、信頼できるメーカーを探して購入するしかありません。「オーガニック」という言葉のなかには、きちんとした原材料を使い、ていねいなプロセスを経て作られた食材を選ぶ、という行為も含まれています。

第3章

体をいたわる食べ方は、春夏秋冬で変わる

体を冷やす生野菜や果物は、体温の低い冬、朝には食べない

何となく生野菜はヘルシーというイメージがあって、冬でも冷たいサラダをバリバリ食べる人がいます。確かに、生野菜やそれに近い野菜のほうが酵素は生きていて、栄養も失われていません。

しかし、冬に冷たい生野菜をたくさん食べると体の中が冷えてしまい、内臓の温度も下がってしまいます。すると、胃腸の蠕動《ぜんどう》運動が妨げられ、便秘や下痢になったりします。野菜にはそういった側面があり、このことは、生野菜を搾った酵素ジュースやスムージーにもいえることです。

私は、**「朝にはまず、白湯《さゆ》を飲みましょう」**と話しています。ぬるま湯程度の、人間の体温に近い温度の白湯は、ゆっくりと胃腸を目覚めさせてくれ、全身の血流を促してくれます。そうして、朝の食べものを受け入れる準備をするのです。

体内の温度は一年中同じではなく、朝の体温を測ってみると季節によって違っています。季節だけでなく、体調にもよるし、肌で感じる湿度、気温、天気などによっても変わってきます。

みなさんは、「今は冬だから朝が寒い」という認識で、冬は衣類を重ね着したりして、温かくして寝ていると思いますが、それでも朝は体温が低くなります。とくに**下半身は低くなって、血流が滞り気味**になっています。

それに気温の低さが重なると、必然的に体の水温も下がります。さらに、寝ているときに横になっているので、リンパ液、体液の滞りが起きてきて、むくみが出やすくなります。そこへ、冷たい生野菜を入れるとどうなるでしょう。さらにその冷たい水分を抱え込むことになり、胃腸は冷え切ってしまいます。

どうしても食べたいときは、ぬるま湯程度の白湯を飲んで、体内の温度を調節してから野菜を食べると、胃腸に負担をかけることなく、栄養素の消化吸収がよくなります。

このように、生野菜やフルーツの食べ方は四季に応じて変えていくと、栄養面でも体調面でもよりよい効果が得られます。では、もう少し具体的に見ていきましょう。

春は山菜や芽吹きのものでデトックス。生野菜は塩でもむと、体を冷やさない

春は、冬の間にたまってしまった毒素を排出するような食べ方を心がけます。寒い冬の季節は、エネルギーをため込もうとするので、どうしても塩味の強い調理法に傾きがちです。塩漬けなどの保存食を食べる機会も増え、お正月のお節料理で糖分も余分に摂ってはいないでしょうか。

そういう要因が重なると、消化吸収が追いつかず、腸内に食べものが滞っている状態が続きます。したがって、**腸内に残ってしまっている動物性タンパク質を排出しながら、野菜を摂ることが大事**になってきます。

排出を促すためにはどうすればいいのか。昔から「春は芽吹きのもの、山菜ものを食べるといい」といわれるように、苦味のある野菜が毒素を出す、とてもいい働きをしてくれます。しかしながら、山菜はどこででも採れるものではなく、都会暮らしを

している方にとっては、なかなか手に入れにくいものです。

そういう場合は、芽吹きのものを意識して、スーパーで売っているスプラウトを食べてください。ブロッコリースプラウトや貝割れ大根などにはピリッとした苦味がありますし、キャベツやマスタードのスプラウトも新鮮な香りがします。

同時に、春野菜をたくさん食べましょう。春野菜の代表といえば、春キャベツや新玉ねぎです。春キャベツは生長が早いためにやわらかく、生食に適しています。新玉ねぎは水分が多く、これも生で食べるとシャキシャキとした歯ざわりが楽しめます。

春はこういった旬の野菜を軽く天然の塩でもんで、5～10分ほど置いてしんなりさせ、余分な水分を絞っていただきます。こうすると体が冷えることはありません。**天然の塩は体を温める作用があり、その力を使って下ごしらえをして野菜を食べる**と、生でも大丈夫なのです。

浅漬けという調理法は、今は通年、手軽に野菜を食べる方法とされていますが、本来は春と秋に、野菜の成分が有効的に摂れ、なおかつ体を冷やさない食べ方としてあるべき手法だと思います。

真夏は生野菜を食べてクールダウン。ビネガーも季節に合わせて

気温の上昇とともに、体温も高くなってきますから、真夏にはもう、生野菜をバリバリとそのまま食べてください。体の中からクールダウンさせれば余分なエネルギーを使わずにすみ、そのほうが体調をキープできます。

生野菜を食べるときにはドレッシングがつきものですが、ドレッシングにはビネガーとオイルが入っています。ここで、ビネガーについて触れておきましょう。

夏は種類を問わず、お好みのビネガーを使って全然かまいません。しかし**春と秋は、黒酢かバルサミコ酢を使ったものがおすすめ**です。

黒酢は米酢の仲間ですが、長い時間をかけてゆっくり発酵、熟成したものです。中国産の黒酢は、香醋《こうず》とも呼ばれており、原料は少し違いますが、やはり長期熟成したお酢です。バルサミコ酢はぶどうの濃縮果汁を原料として、これも長期にわたって樽《たる》

の中で熟成させた果実酢です。

どちらも、熟成期間が長い天然醸造なので、体を冷やすことがなく、アミノ酸も普通の米酢などより、たくさん摂取できます。

季節の変わり目に当たる**春と秋は、天気のサイクルが短く、多量のミネラル、カルシウム、アミノ酸が放出される時期**です。冬や夏は1週間単位で天候が変わりますが、春と秋は3日単位でめまぐるしく変わります。

季節の変わり目に体調を崩しやすいのもそのため。なので、体調を維持するためには、ミネラル成分、カルシウム成分の含有量が多い、天然醸造のビネガーが最適なのです。味に深みのあるシェリー酒もいいと思います。

夏だと、発泡性ワインを原料として作られているシャンパンビネガーのような、スキッとするビネガーが合います。同じく果実を原料にした、りんご酢や梅酢も夏向きのビネガーです。

春は菜種油、秋はゴマ油を使用。バターは夏、発酵バターは冬のオイル

ドレッシングに欠かせないもう一つの材料がオイルです。前章で書いたように、私がよく使うのはオリーブオイルで、旬の果実を搾ったフレッシュなものがいちばんおいしく感じます。つまり、ワインでいうボジョレヌーボーみたいな〝搾りたて〟を探して使うのが理想的なのです。

同じように、ほかの**オイルにも旬があり、季節によってオイルを替えると、より体が喜ぶ料理になる**でしょう。

春だと菜種油が旬です。原料の菜の花は1月下旬から3月上旬までに育ち上がり、それを搾油したのが菜種油。ビタミン類が豊富に含まれる、きれいな黄色のオイルは、春に使われるべきオイルです。

秋はゴマ油が適しています。何ともいえない香ばしいゴマの香りが自律神経に作用

して、交感神経と副交感神経を行き来して、神経をリラックスさせ、リッチな気分にさせてくれます。

インドのアーユルベーダの食事や肌の手入れには、年間通してゴマ油が使われていますが、本来は秋に使われるべき油だと思います。

中華料理にはゴマ油がふんだんに使われていますが、私は、中華風にするときでも、季節を意識したオイルの使い方をしています。

真冬だったら、晩秋から冬にかけて搾油されているギリシャのオリーブオイルがベスト。これはバターのような濃厚なオイルです。もしくは、スペインのアンダルシア地方の、香味野菜と同じように使えるアルベキーナ種のオリーブオイルにゴマ油を加えて、中華風の料理を作ったりします。こんなふうに、**ベースはオリーブオイルにして、香りづけ程度にゴマ油をプラスする**のです。

みなさんは、常に同じサラダ油だったり、同じメーカーのオリーブオイルを使ってはいませんか？　バターを頻繁に使う方もいらっしゃるでしょうが、バターは一般的には夏のオイル。「食べる保湿クリーム」といわれる発酵バターは冬のオイルです。

果物の切り方は、太陽の高さを意識して。唾液を出しやすくするのがポイント

フルーツも季節のものを食べるのが基本です。

その切り方は、第1章で述べたように、一つには月の満ち欠けで変えるという方法があります。

それともう一つ、**太陽の高さを意識する**といいのです。

太陽の高さは季節によって変わります。夏はもっとも高い位置まで上り、頭上を照らします。秋と春は同じくらいですが、冬は低くて、天気がいいと地べたに長い日差しが入ります。

太陽が高い夏は、反射の角度が鋭角になり、反撥《はんぱつ》のエネルギーも強いので、輪切りなど大きく切る方法にします。気のエネルギーが強く、やる気がわいてくる季節ですから、フルーツも野菜も大きく切って食べても消化に問題はありません。とうもろこ

しはガーッとまるかじりしても大丈夫。体を冷やさないし、咀嚼《そしゃく》もしやすいのです。

太陽が低い位置にある冬は、気のエネルギーが弱いので、みじん切りなど小さく切ったほうが、胃腸にやさしく作用します。冬によく食べる**柿やりんごは体を冷やすので、小さく切って加熱したほうがいい**でしょう。厚手の鍋に柿もしくはりんごを入れ、ひとつまみの塩を振り、透明になるまで中火にかけます。小さくて温かいほうが口の中で唾液と混じりやすく、消化吸収がよくなります。食べものの切り方は、唾液が出やすい環境を考えてあげることがポイントです。

食べものと切り方の関係を考えていると、季節に敏感になってきます。

この間まで寒かったのに昼間はぽかぽかしているな、とか、ちょっと肌寒くなってきたから上着が必要だな、とか。すると、涼性のものを食べようとか、温性のものを食べようとか、また、食べるもののほうへ意識がフィードバックされます。

そういう関連性が認識できるようになると、冬の夜に、温性とはいえみかんを食べるようなことはしなくなります。みかんのような冷たいフルーツは、午前から遅くとも午後3時までに食べるもの。夜に入ってくると、温性の働きがあるフルーツでも、どんどん体の水分や胃腸を冷やし、ほてりやむくみにつながります。それが瘀血を呼び、胃腸の働きが鈍くなり、しだいに体調が悪くなってきた、なんてことになりかねません。

生長の早いアスパラガスは糖質を排出してくれ、熱を取る作用も

春は山菜や芽吹きのものを食べましょう、という話をしましたが、**芽吹いてからの生長が早いアスパラガスも、春に食べたい野菜**です。

頭を出したかと思うと、一晩でシューッと伸びるほどの、生育エネルギーを取り込むことができ、さらに、アスパラガスに含まれるアスパラギン酸で、冬の間にたまった糖質を排出します。

最近は、ホワイトアスパラの栽培も盛んになりました。新鮮なものが手に入ったとき、私は芽吹きをイメージした料理に仕立てています。

器の底のほうに、長いもをマッシュして発酵バターでとろみをつけたものを敷き、その上にアーモンドをから煎りして粉砕したものを盛ります。そこへ、ホワイトアスパラを挿して完成です。

長いもはミネラルと食物繊維を補給してくれますし、アーモンドには糖質を分解する成分があります。**アーモンドとアスパラガスで糖質を排出し、春のエネルギーに変える力を得る**一品、というわけです。

アスパラガスはまた、熱を取る作用もあるので、のぼせにも効果的です。ゆでるだけでもいいのですが、ブイヨンで煮ておいてムースにすると、体にスーッと入ります。

更年期ののぼせやホットフラッシュがある方などは、ぜひお試しください。

えんどう豆はアレルギー体質の人に有用。春と秋は小豆でむくみ解消

えんどう豆やグリーンピース、そら豆も春の食材です。**抗酸化作用が非常に強く、アトピーやアレルギー体質の方の、体の中にこもりやすい熱を外に出してあげる作用があります。**

アレルギー体質の方に聞くと、さやえんどうが好きだと答える方が意外に多いのは、必要な栄養素を体が欲しがる、というメカニズムが働くからなのでしょう。これも人間の持つ、自然治癒力の一つかもしれません。

豆は乾物にすることが多く、豆の種類によってさまざまな作用を持っています。

冬の時期であれば、五目豆などで大豆の植物性タンパク質をたっぷり摂って栄養を補給し、ビタミンB_1、ビタミンB_6で粘膜を保護して、うるおいを保ちます。

小豆は、春と秋に有用です。小豆はむくみの解消に最適といわれます。季節の変わ

り目である春と秋はサイクルが短く、気温差が出やすい時期です。そういう時期は**むくみが出やすいので、小豆を食べるといい**のです。

春と秋のお彼岸のシーズンに、小豆であんを作り、おはぎにして食べる習慣があるのは、そういった理由からかもしれません。昔の人の知恵には、本当に脱帽してしまいます。

夏はえんどう豆の乾物が体に合っています。暑さ負けで疲れ気味な細胞を活性化させるビタミンC含有量が多いからです。

火を通して食べると、さっぱりした苦味と塩味があり、胃の中をすっきりさせて、気の滞りを抜いてくれます。

金《きん》柑《かん》とうど、アボカドとまぐろ。食材の組み合わせで体調キープ

花粉症になると、朝も夜もずーっと鼻づまりがして頭が重たく感じられます。こんなときは、**気の巡りをよくする**ものを食べて、スッキリさせたいもの。

春のレシピとして「金柑とうどの鶏肉ミンチがけ」というのを作ってみました。金柑の酸味で唾液分泌を促し、うどのさわやかな香りと食感で、気の通りをよくすると、偏頭痛が改善され、花粉症が軽くなってきます。

これに、セロリの葉を細かく切って散らします。セロリが熱っぽくなっている頭を冷やしてくれるからです。同じ働きをするせりや、うどの上のほうの葉を使ってもいいと思います。

気の巡りと同じくらい大切なのが、血の巡りです。

更年期の女性のために、血の巡りをよくするサンドイッチのフィリングを考えまし

た。

一つは、にんじんに小豆、しめじを加えてサラダ風に仕上げたもの。にんじんは野菜ジュースを作ったときの搾りかすを利用します。小豆には水分代謝を促す作用があります。

もう一種は、アボカドとまぐろの漬け。**まぐろの赤身で血の巡りを改善し、アボカドのクリーミーな植物性油脂の働きを向上**させます。

更年期には血の巡りが滞りがちになり、そのために熱がこもって汗をかき、そのあと皮膚が乾燥して、冷えを呼んでしまいます。

更年期に顔がほてったり、のぼせが出たり、皮膚がかゆくなったり、シワシワになって弾力がなくなったりするのもそのため。血の巡りをよくすることは、更年期症状を軽減するのに欠かせない対策法です。

アボカドとトマトにエビの組み合わせも、肌の乾燥を防ぎます。皮膚の細胞質、細胞膜の弾力がなくなり、真皮からも乾燥しているので、その修復にはエビのビタミンAが効果的だからです。

春に獲《と》れる桜エビの、生でも乾燥したものでも、少し入れてあげると、肌の状態が違ってきます。

同じく、ゆでると赤くなるカニも血の巡りをよくします。

夏はアツアツ料理で夏冷えを防止。水分保持を心がけ、肌代謝を促す

夏は実ものの野菜が多い季節です。夏野菜は水分が多いのでクールダウンさせる効果があり、それ以上に気温、体温が高いので、生で食べても差し支えありません。トマト、なす、きゅうり、ピーマン、オクラなどがそうです。サクランボは夏の温性食材。体温調節作用で体を冷やすとともに、冷え切った体の改善、夏冷え防止になります。

夏は冷やせばいいと思い、どんどん冷やしていると、夏冷えになって体調を崩します。クーラー病なども冷やしすぎで起きる症状です。そんなときは、サクランボ、みょうが、ブルーベリーで体温調整をし、夏冷えを防止します。

夏だからといって、冷たい料理がいいとは限りません。鶏肉を使った中華風の炒めもの、揚げものなど、アツアツの料理も夏向きです。炒めものは火の入りが早く、揚げものはけっこう水分を飛ばすので、栄養素が損なわれません。

スパイスがしっかり詰まっているカレーなども夏の料理。スパイスの刺激で汗をたくさん出せば、循環がよくなり、結果的にクールダウンすることができます。

私も病気をする前までは、汗が出ませんでした。水分代謝が悪かったのでしょう。汗が出ずに便秘がち、低体温の状態が続いていました。そのため、体の中の毒素を全部排出することができず、肌代謝が滞り、のぼせが酷《ひど》かったのです。頭のてっぺんまで血液や気の巡りが通っていないと、汗をかきません。体は冷えているのにのぼせている状態を「冷えのぼせ」といいますが、そのせいで、眼精疲労と首からうしろの張り、こり、偏頭痛に悩まされました。

それでも、**オクラ、モロヘイヤなどで水分保持を心がける**と、少しずつ改善してきます。オクラやモロヘイヤなどの粘り成分が水分保持に役立ちます。

それらの野菜は、ちょうど夏に採れるようになっています。オクラなど南国生まれの野菜は、間違いなく水分代謝にいい効果を出してくれます。

秋は気をゆるめる雑穀を。ご飯やスープにキヌア、ヒエ、アワを混ぜるとよい

秋は、夏の疲れが出やすい時期です。そういうときは、気をゆるめる穀物の作用を使います。冬の極寒の時期や、真夏の猛暑に体が対応できないときにも使いますが、秋は、穀物のなかでも小さい雑穀類を取り入れてみましょう。小さい雑穀とは、**キヌア、アマランサス、ヒエ、アワなど、黄色っぽくて小さい粒々状のもの**です。

キヌアは便秘解消にも効果的。長時間座ってデスクワークをしているような方には、とくにおすすめです。じっとしている姿勢が続くと、腸の蠕動運動が滞り、腸が下に重なった状態になります。それをゆるめて腸の運動を促すのに、キヌアはぴったりです。

アマランサスが合うのは、気道が締まりやすく、ストレス過多の傾向にある方です。知らず知らずのうちに体に力が入ってしまい、夜にカラ咳が出やすかったり、喉の痛みが出やすい方は、アマランサスを取り入れてみましょう。

古代米や黒米も秋に食べたい雑穀です。偏頭痛が強くて、肝機能が弱く、冷え症や貧血でお悩みの方に適しています。貧血は、冷えが強くなってしまい、肝機能の働きが弱まって血が作られない状態になると起こるものです。

貧血になると、瘀血にもなりやすく、血が固まっている状態になるため、肩こり、腰痛、偏頭痛に悩まされます。

ご飯を炊くときに**雑穀を混ぜると、自然の甘味が感じられ、必要な栄養素も補給できる**ので、食べたあとに満足感が得られます。ご飯は毎日食べるものですから、自然に雑穀の栄養素が摂れ、冷えや貧血が改善されます。

私の教室では「本日のブイヨン」に時折雑穀を入れますし、ブイヨンをベースにしたスープにも入れています。そうすると、雑穀の栄養素はブイヨンやスープの水分の中に入り込み、余すことなく体に取り込むことができます。

また、**秋が深まった晩秋には、「たき火の香り」をイメージできるものを取り入れる**といいのです。香ばしいほうじ茶とか、焼き栗、焼きいもなど焼いて食べるものがそうです。きのこ類も出てきますので、グリル焼きにするといいでしょう。

寒い日の朝食には温野菜を、酵素と栄養素を壊さない調理法で

みなさんは、どんな朝食を召し上がっていますか？　パンにサラダにコーヒーというう方も多いようですが、一年中同じメニューというのは少し問題です。

冬に生野菜のサラダでは体を冷やしてしまうので、温野菜にするか、その温野菜をペースト状にするといいのです。

野菜をゆでるときは、水から入れて加熱し、沸騰する前に火を止めて、余熱で火を通します。野菜をざるに上げたら、水にさらさないで粗熱を取ってから調理します。

こうすると、野菜の酵素が高熱で壊されることなく、生かされます。色も保てるし、栄養分の損失も最小限に抑えることができます。冬は**ブロッコリーやれんこん、じゃがいもなどを、この調理法で加熱**します。

じゃがいもは寒性の強いものですから、ゆでたものにスパイスのクミンをちょっと

振りかけて、温性の働きに持っていくといいのです。ポテトサラダにすれば温性の働きを高めることができますが、そこまでしなくても手軽に体を冷やさない朝食になります。

野菜やフルーツの酵素を摂るのに、スムージーが最適だということで大流行ですが、年間を通して、冷蔵庫から取り出した食材で作るのは、いかがなものでしょう。

「冬の朝にスムージーを飲むと、体が冷えてしょうがないのですが、冬でも酵素ジュースは必要でしょうか」と質問されることがあります。

そこで私が、**「スムージーを常温に近いくらいの温度のスムージースープ**にしたらいかがですか」と提案すると、みなさん、とても驚かれます。「その手があったのか」と気づかれるのでしょう。

たとえば、里いもをゆでてペースト状にしたものに、せとか（柑橘）の果汁を加え、酵素を壊さない43～45度くらいの温度でゆっくり加熱していけば、体を冷やさないスムージースープができます。長いもとりんごのスムージースープでもいいし、酵素を壊さないように、これに発酵食品の酒粕を加えてもいいと思います。

冬は血になる食材を食べて、消化吸収、循環、排泄を促す

繰り返しますが、冬は体を温めることが大事です。それには、**水分代謝の滞りをなくすと同時に、血を意識してください**。血の滞りが出ると、体調を崩しやすくなります。体調が悪くなると栄養素を伝達しにくくなり、免疫力が下がってしまいます。

血を意識するということは、血になる食材を食べるだけでなく、きちんと血を流すということです。血を循環させないと、栄養素の吸収につながりません。一般的な栄養学では、血を増やすには、レバーやかつお、まぐろ、しじみをたくさん摂りましょう、という話になりますが、**摂取した栄養は、血液によって流さないと体の中に吸収されない**のです。

中国の漢方では、血を増やすには赤い色の食材を食べることをすすめています。赤い肉もそうですし、クコの実や黒豆、古代米なども赤いものの仲間です。

クコの実は目の充血を取り、細胞にうるおいを与えます。黒豆は血の巡りをよくし、水分代謝を促します。黒っぽい古代米も、血行をよくし、足腰の痛みをやわらげます。野菜でいえば、紫キャベツ、紫いも、紅しぐれ大根などが赤いもので、これらは夏の間の渇水しやすい血をきれいにします。聖護院大根、ブルーベリー、アップルマンゴーを干したもの、干し柿、ラズベリーなども赤い仲間です。柿は干すことによって抗酸化作用のビタミンAやβカロテンが増強されますので、アンチエイジング作用と抗ガン作用があるといわれています。ラズベリーはデトックスに最適です。

肉類でいえば、牛もも肉、鹿肉など赤身の肉です。魚だと、まぐろ、かつお、ぶりなど血合いのあるものがそうです。

つまりは、**血をイメージするものを食べて、消化吸収、循環、排泄**を促しましょう、ということです。循環は排泄にかかわり、吸収にもかかわってきます。血の循環がうまくいっていれば、貧血になることもありません。

クミン、コリアンダー、クコの実などで香りづけ、甘味づけをする

スパイスや身近な生薬も季節を意識して使うと、薬膳的な効果がよりよく得られます。キッチンには、ナツメグ、クコの実、ウイキョウ、フェンネル、八角、ウコン（ターメリック）、唐辛子など、手に入りやすいものをそろえておきましょう。

シナモンは、通年で冷えをかかえている方にいいのです。血の流れが滞っている瘀血タイプ、気が不足している気虚《ききょ》タイプの方にも適しています。

唐辛子やウコンは夏のスパイスです。ウコンはカレーに入っているスパイスですが、最近は健康食品としてもパウダーやドリンクが売られています。たくあん漬けや高菜の古漬けなど、漬けもののベースや色づけにも使われます。

しかしウコンは、人によって合う合わないがあり、エネルギーの強い人でないと、ウコンで体がだるくなったりします。胃腸の弱い、とくに虚弱体質の女性は体がほ

てってしまい、反撥エネルギーを発して、体にだるさが残ってしまいます。ウコンは熱性のものと考えておきましょう。

私が最近よく使うのは、クミンやコリアンダー、クコの実です。

クミンは消化促進、解毒作用のあるスパイスで、コリアンダーは有害成分の排出に有効に働きます。外食が続いて**吹き出物ができているような方には、できあがりの料理に、コリアンダーパウダーをひと振り**して出したりしています。

子どものための料理教室でカレーを作ったときは、クミンやターメリックをすり鉢ですりつぶしてもらい、香りを記憶に留《とど》めることができるようにしました。

家庭では市販のカレールーをベースにすることが多いと思いますが、本来、カレーはいろいろなスパイスでできていることを知ってほしかったのです。

春の季節は、子どもでも嗅覚の滞りがあって花粉症になる子も少なくありません。スパイスの香りを嗅ぐことは、嗅覚に刺激を与え、通りをよくします。

クコの実は何度も出てきているように、うるおい補給に最適なものですが、同時に自然の甘味を出してくれるので、料理の甘味づけにも使います。

肝機能が弱っている方は、甘味が欲しくなりますが、そういう場合も、**砂糖は使わず、クコの実を使う**といいのです。

日本のお正月料理は、お雑煮でもうま煮でも、みりんや砂糖を入れて甘味を出しますが、私は今年、この甘味出しを全部、クコの実の戻し汁でやってみたら、お正月後も体調を崩すことなく、いい状態で過ごすことができました。

砂糖やみりんを使わず、果物で唾液分泌を促し、味覚を取り戻す

みりんといえば、最近は人工甘味料を加えた醸造ものが増えています。ですから、私の料理教室では、みりんを使いません。酒と甘麹を合わせて、20~30分置いたものを茶こしで漉して使っています。こうすると、みりんと同じ成分が出るからです。

うま煮などは、火を止めてからハチミツを加えると、照《て》りが出ます。なるべく、**砂糖やみりんを使わない食生活**を心がけましょう。

砂糖を使うと、味のバランスを取るために塩も多く使います。冬はとくに、お節料理などで塩味の強いものを食べがちです。そうすると、唾液分泌ができなくなってくるので、国産レモンやラズベリーの酸味を使うようにします。

塩味を唾液で取り除き、正常な唾液を出して味覚を取り戻すのです。ラズベリーは、夏に採れたものを冷凍保存しておき、冬にも使います。

もちろん、**フレッシュなフルーツも唾液を出すのに有効**です。冬だと、みかん、ざくろ、ゆずは常備してあります。また、早採りのいちご、あまおうや紅ほっぺは、冬のフルーツとして取り入れたいものです。

お正月明けの料理教室でみなさんに、本日のブイヨンに何が使われているか当ててもらう、味覚チェックをすると、全然当たりません。それだけ味覚が鈍くなっているのです。食べすぎ、飲みすぎ、塩分と糖分の摂りすぎ、味の濃いものの摂りすぎだと思います。

味のはっきりしたものばかり食べていると、味覚が鈍り、五感が欠けてきて、想像力がわいてこなくなります。

お正月のみならず、日常的に塩分や糖分を控えるようにし、唾液分泌に気をつけて、五感をクリアにしておきましょう。ちなみに私は、塩も砂糖もほとんど使わずに調理しています。

私の一週間メニュー

実際に私が食べた一週間のメニューを書き出してみました。
この週は外食が多かったのですが、その場合の注意点、
その後の調整の仕方にご注目ください。
一食一食が完璧でなくても、一日のなかで、あるいは
一週間のなかでバランスが取れていれば問題ありません。

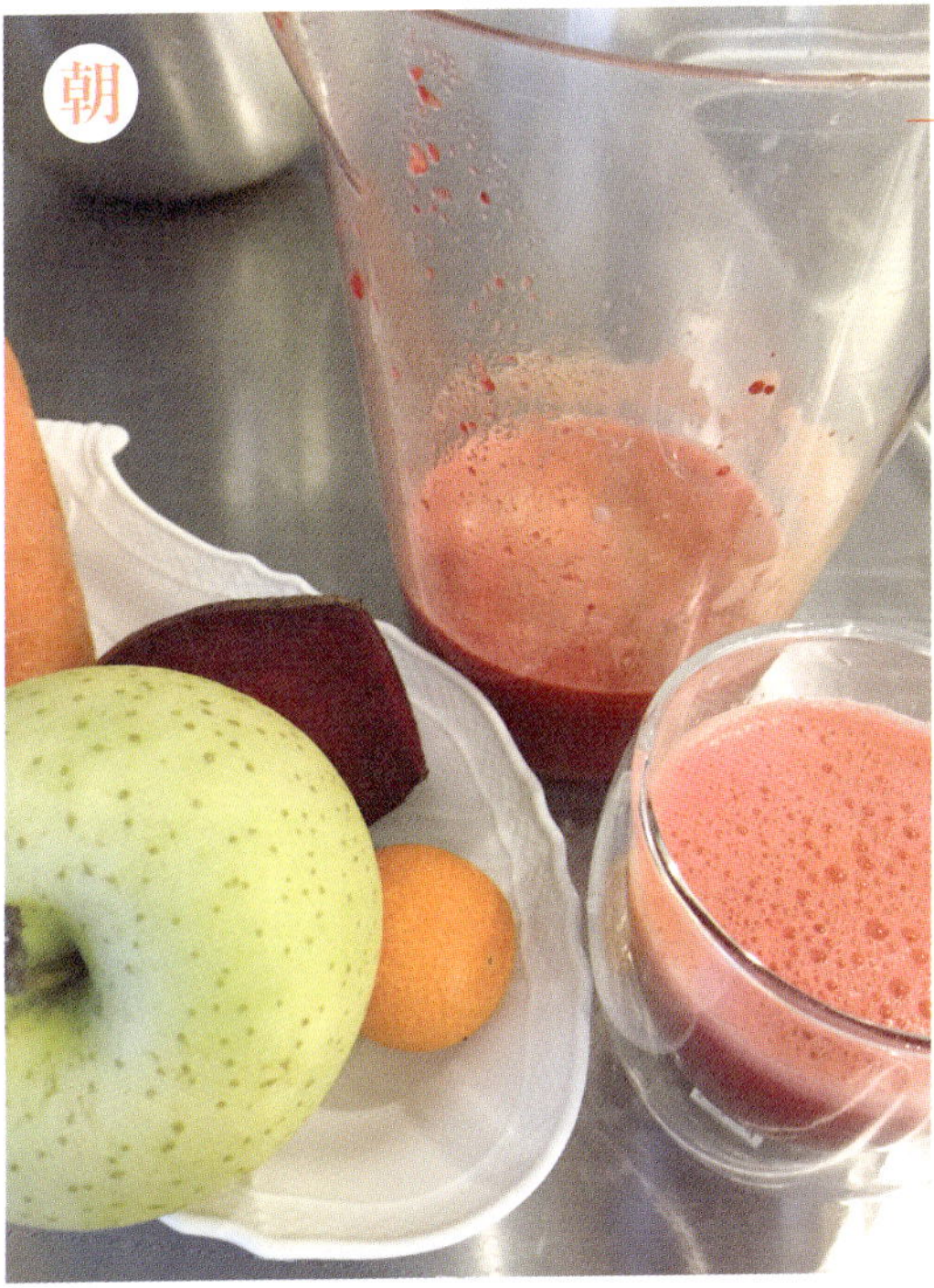

1日目

朝 **造血酵素ジュース（赤ビーツ、金柑、にんじん、りんご）**

瘀血を取り除き、血の巡りをよくするジュース。赤ビーツとにんじんの土臭さが気になるので、金柑の甘味と香りで緩和させる。ジュースを飲み終わって30分後に、消化酵素がたくさん出てきたところで、朝食を摂る。

1日目

朝 半熟ゆで卵、イングリッシュマフィン、いちご、カフェオレ

ゆで卵は6分ゆで。

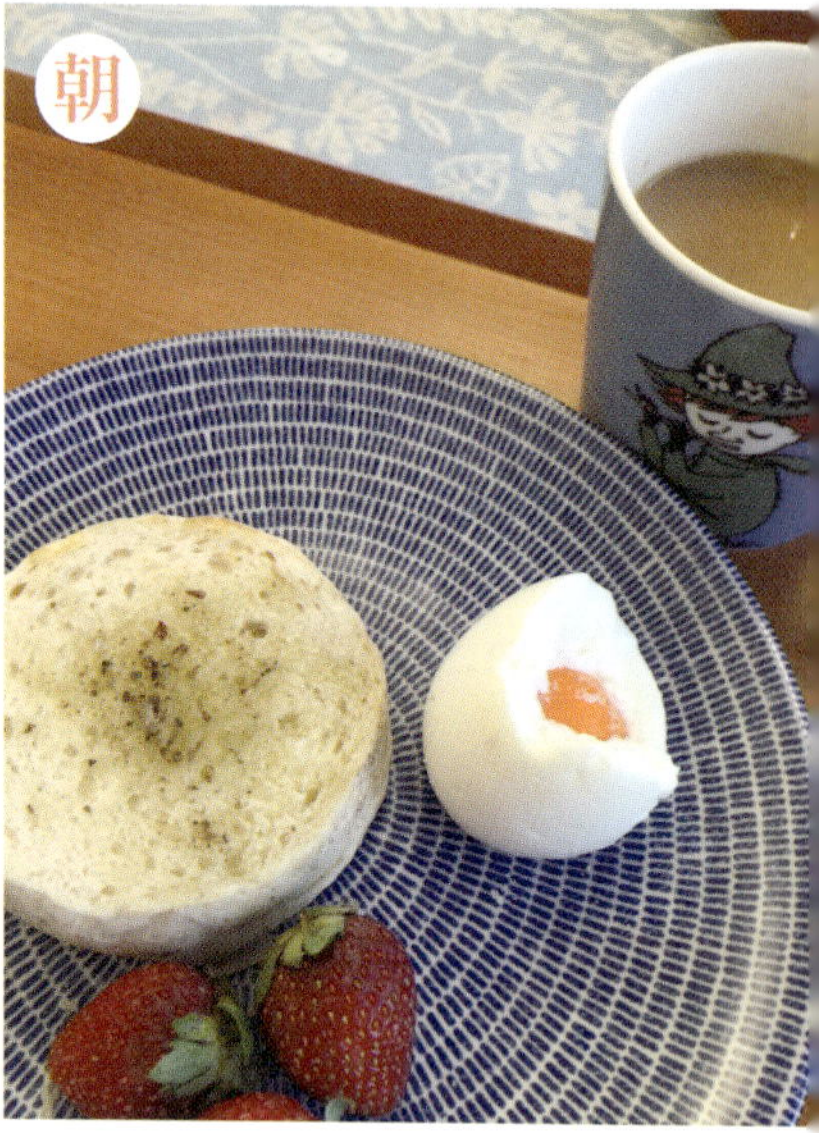

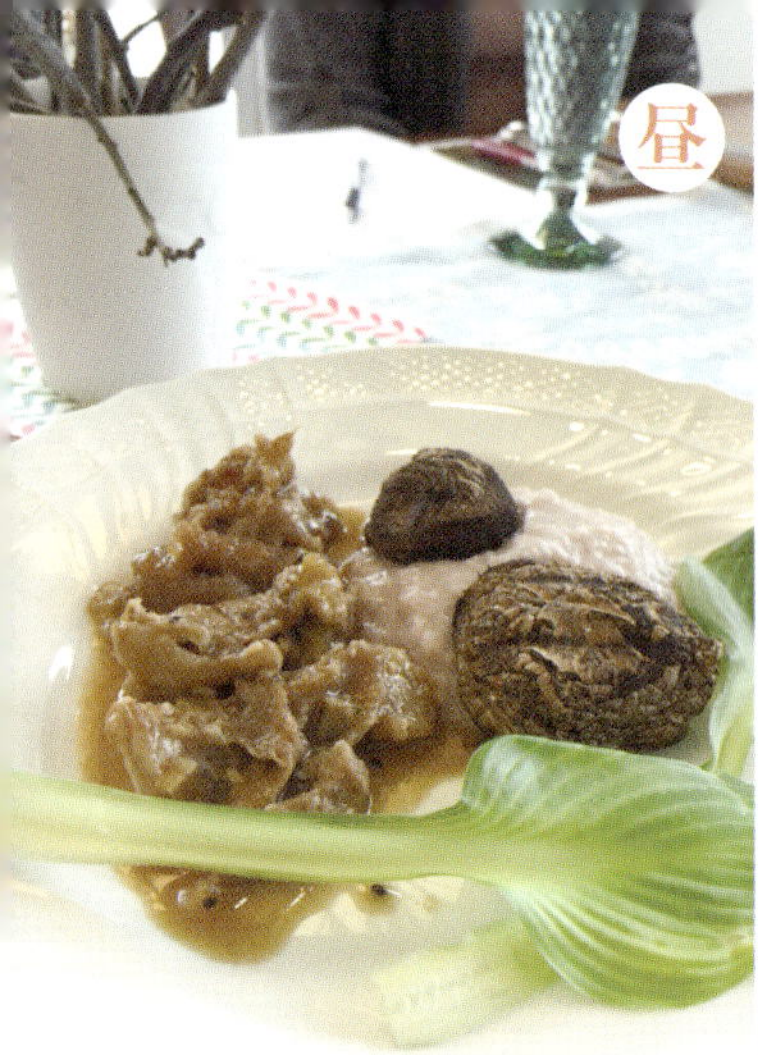

昼 大根と玉ねぎのカラメルスープ・山菜添え、牛肉の煮込み、原木しいたけ・まかないソース添え

料理教室の残りのまかない。玉ねぎをカラメル状にして、大根と柑橘のスープを加え、混ぜて食べる。このスープをグツグツ煮てソース仕立てにし、牛肉の煮込んだものに添えて。

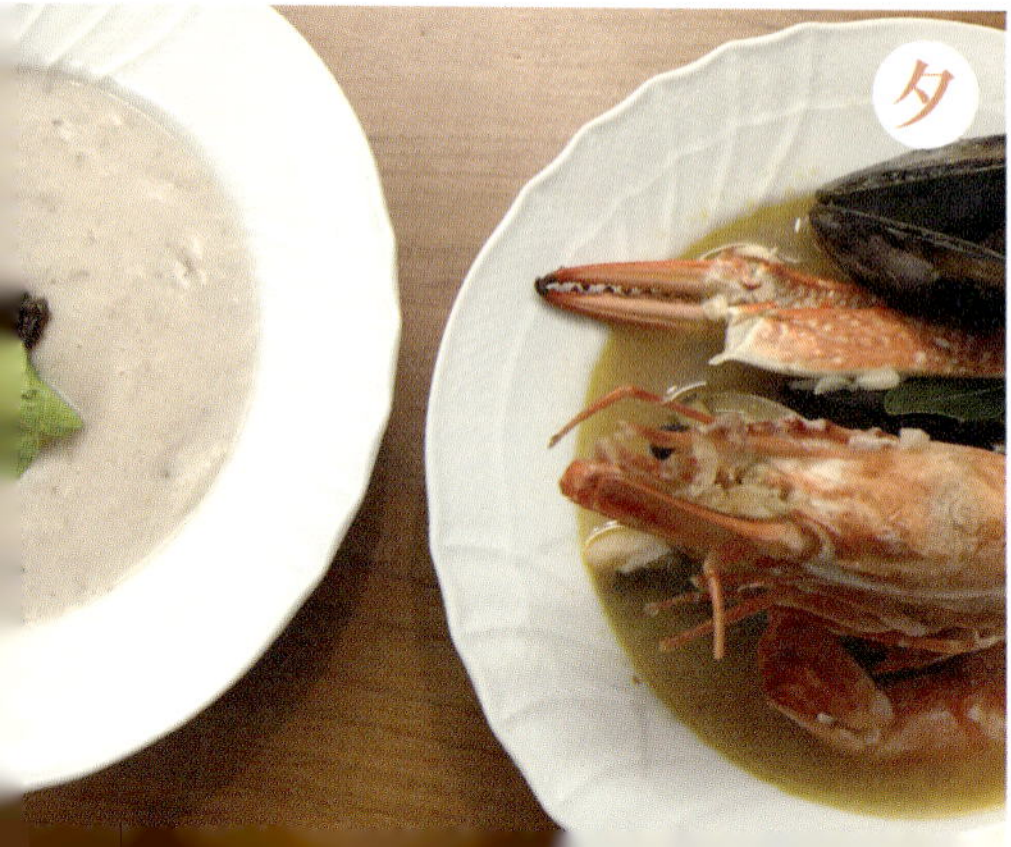

夕 ブイヤベース、昼のスープ＋里いものポタージュ

昼のまかないスープが残っていたので、里いものマッシュを加えてポタージュに。夜は炭水化物をあまり摂らない。里いもが入っているので栄養素的には十分足りている。

2日目

朝 酵素ジュース（金柑、にんじん、りんご）

前日にしっかり食べたので、朝は酵素ジュースのみ。

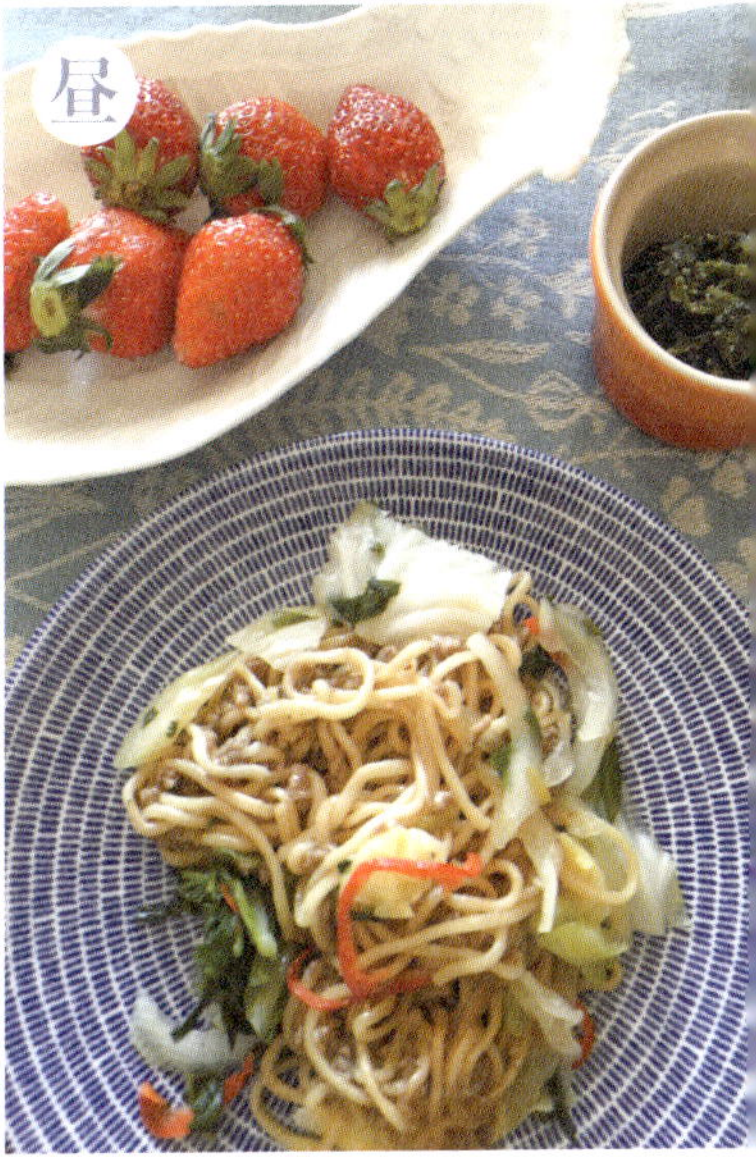

昼 野菜入り焼きそば、ほうれんそうのゴマあえ、いちご

先にいちごを食べてから、焼きそばを食べる。

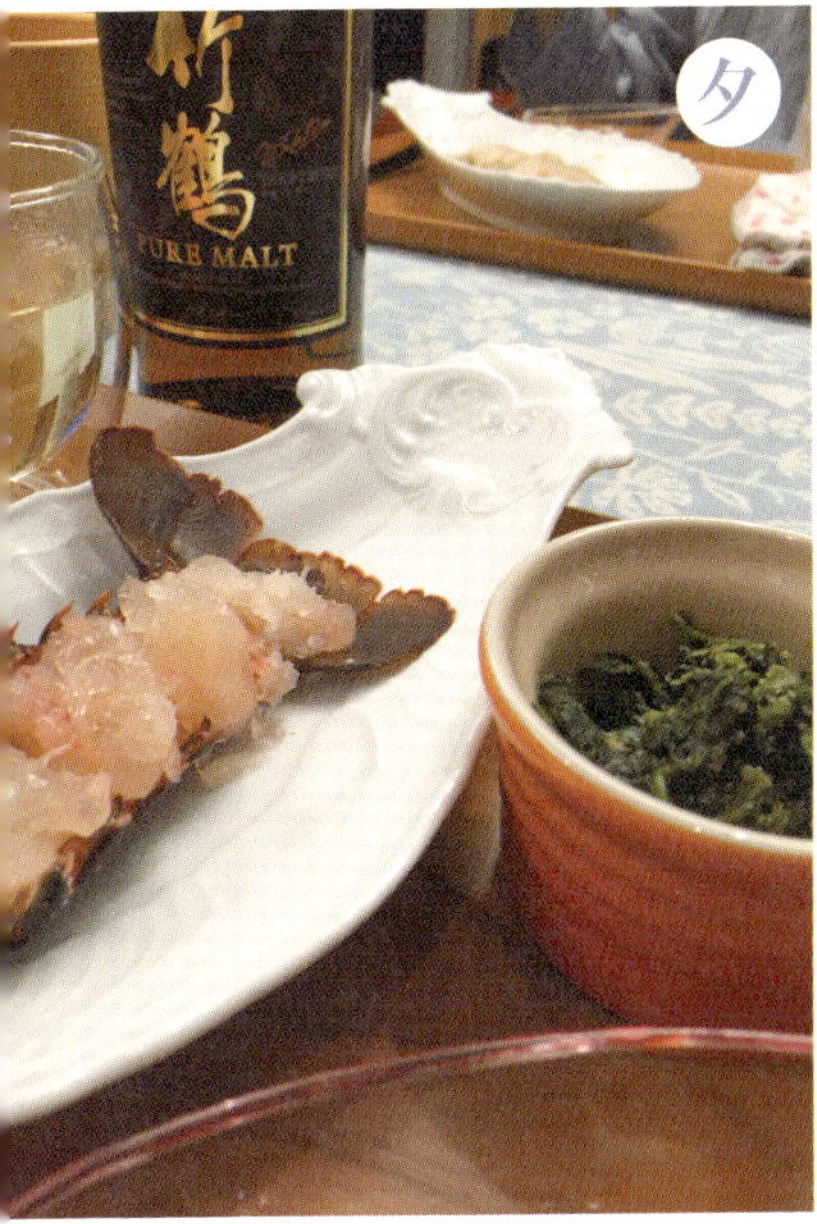

夕 伊勢エビのお造り、ほうれんそうのゴマあえ、お酒（ウィスキーのお湯割り）、伊勢エビ汁

伊勢エビが安く手に入ったので、お造りにし、締めに伊勢エビ汁を。ほうれんそうのゴマあえは、お昼に作ったもの。

3日目

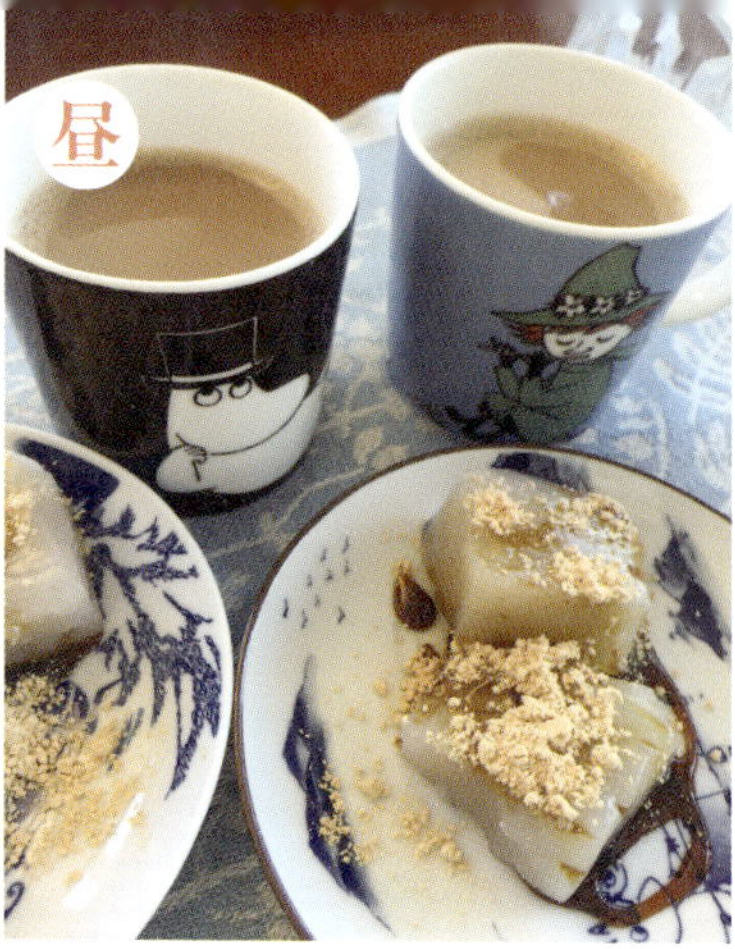

朝　酢素ジュース（金柑、にんじん、りんご）、わかめ増量みそ汁、納豆卵、焼き紅鮭、ご飯

夫がお休みの日なので、和風メニューに。寒い日だったので、わかめをたっぷり入れたみそ汁で温まる。納豆には卵黄だけを加えて、紅鮭は塩鮭を。ご飯は普通の白米。雑穀を入れると夫は食べてくれないので。

昼　わらび餅・黒蜜がけ、カフェオレ

朝食が遅かったので、3時のおやつに手作りのわらび餅を。

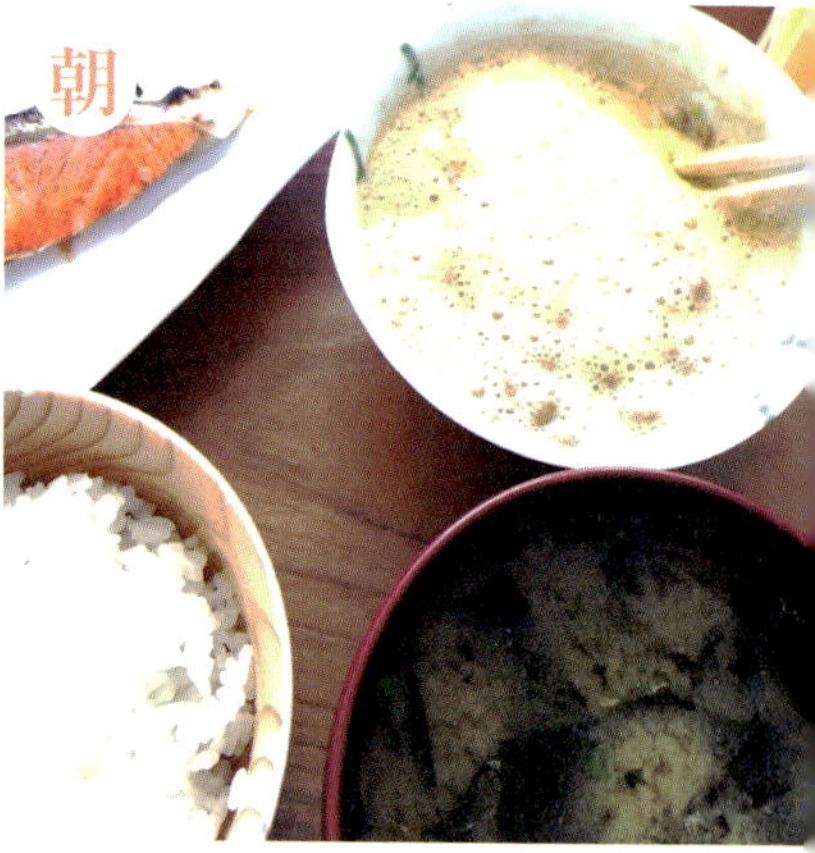

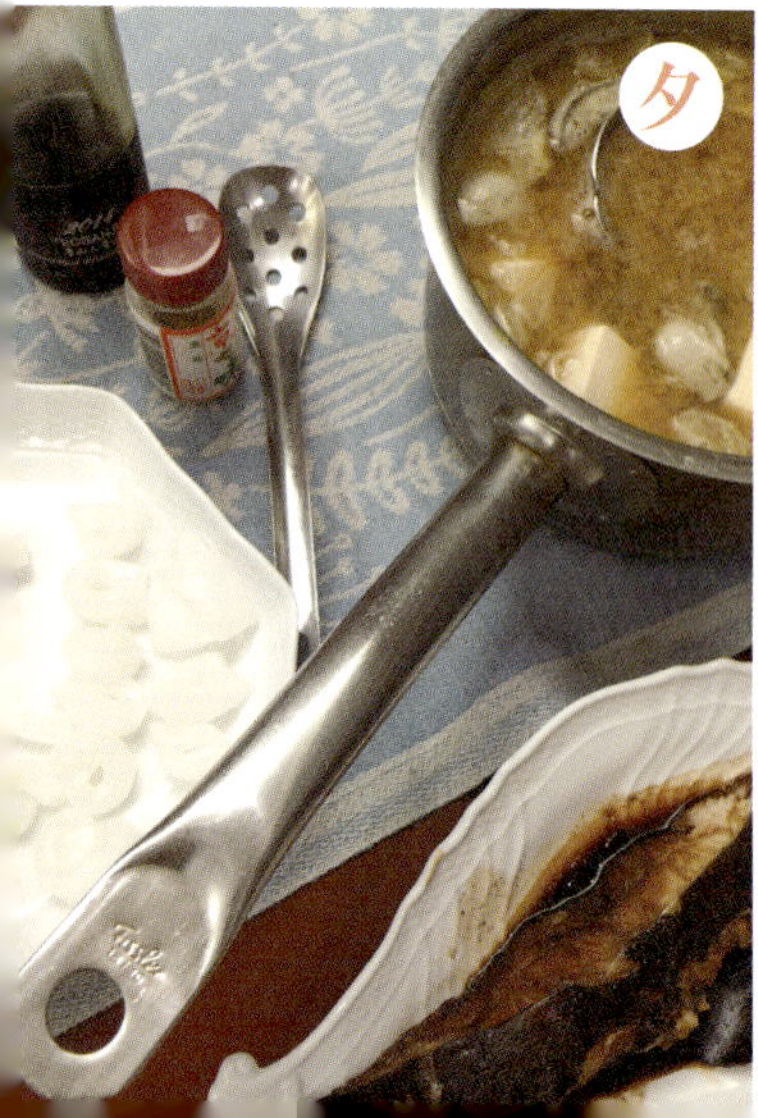

夕　アオリイカの刺し身、かきのみそ鍋、なめたガレイの煮つけ

魚介類がメインの夕食。魚は刺し身で食べることが多いが、この日は甘辛く煮つけたものも加えた。炭水化物は朝たっぷり摂ったのでなし。

4日目

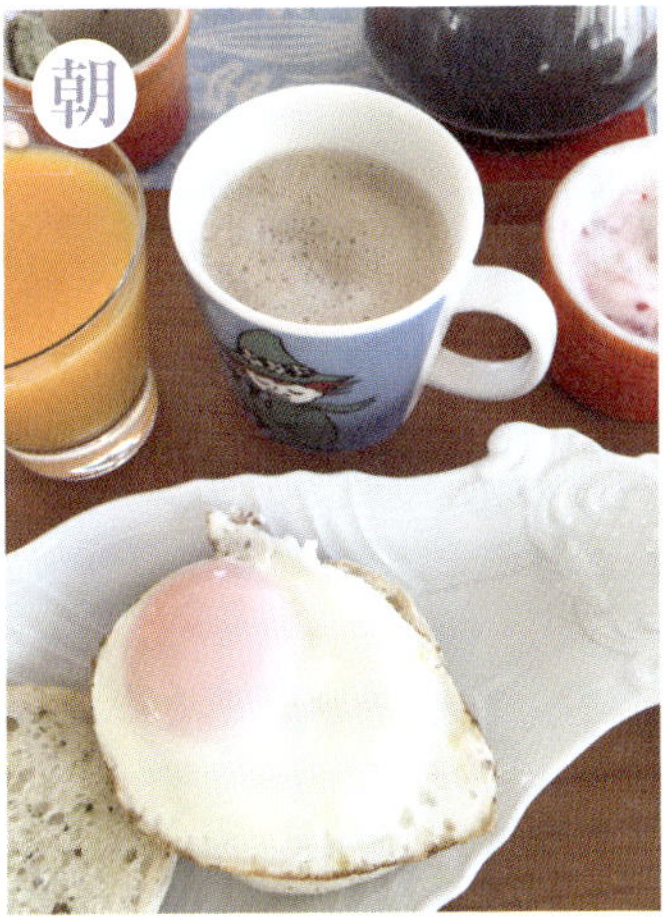

朝 酵素ジュース（ネーブル、にんじん、りんご）、ラズベリーヨーグルト（フェンネル、ハチミツがけ）、イングリッシュマフィン、目玉焼き、カフェオレ

朝起きたとき、目がカサカサしていたので、目の乾燥に効くにんじんをジュースに3本使用。食べる順番は、ジュース、ヨーグルト、イングリッシュマフィンに目玉焼きをはさんだもの、締めにカフェオレ。

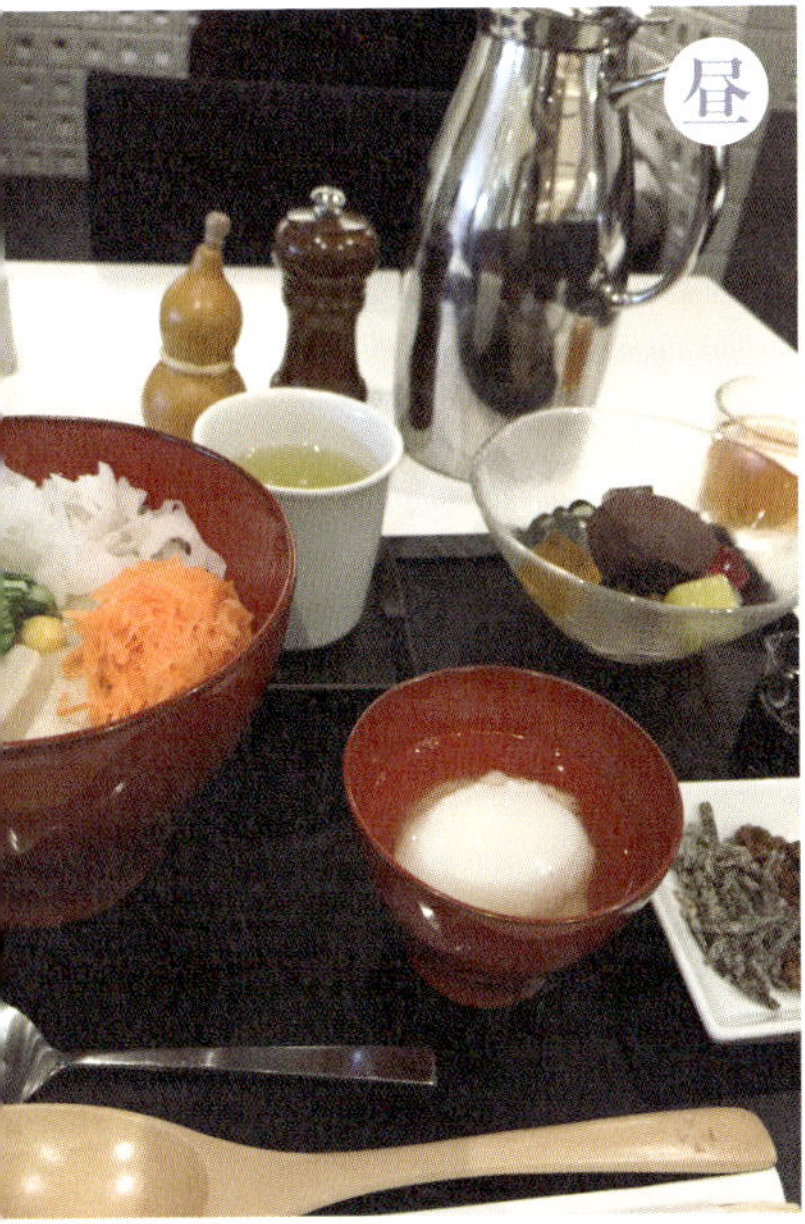

昼 （外食）出汁がけご飯定食（れんこん・にんじん・水菜のゆがいたもの・生麩《ふ》、温泉卵、塩昆布、鶏ひき肉の佃煮、ゴマ、七味、黒蜜つきあんみつ）

外食のときは、まず白湯をもらって飲む。それから温かいお茶を飲んでから食事をする。

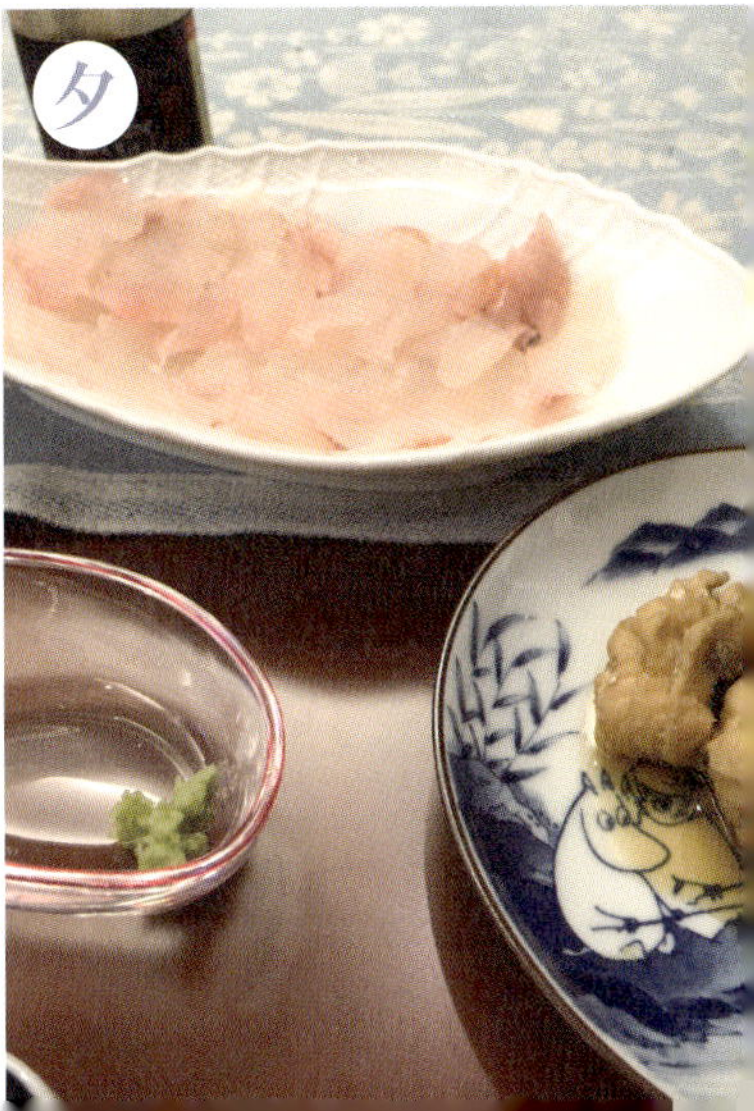

夕 ヒラメの昆布締めお造り、煮きり穴子

昼食でご飯をしっかり食べたので、夕食は魚のおかずのみ。

5日目

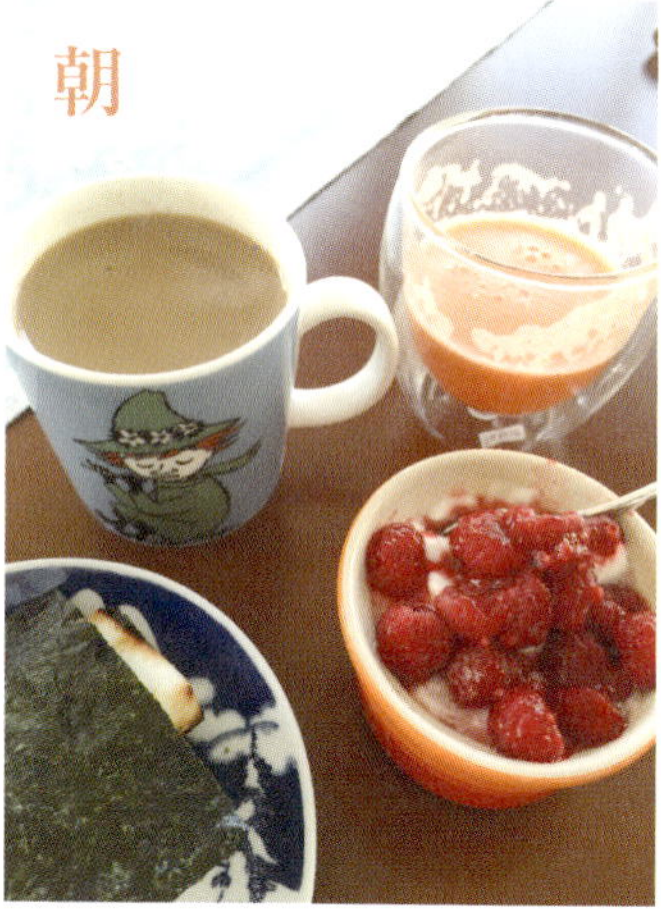

朝 酵素ジュース（にんじん、りんご）、ラズベリーヨーグルト（ハチミツがけ）、磯辺巻き、カフェオレ

お腹をすっきりさせたかったので、ヨーグルトにデトックス効果のあるラズベリーをたっぷりかけて。

昼 （外食）麻婆定食
（麻婆豆腐、ご飯、スープ）

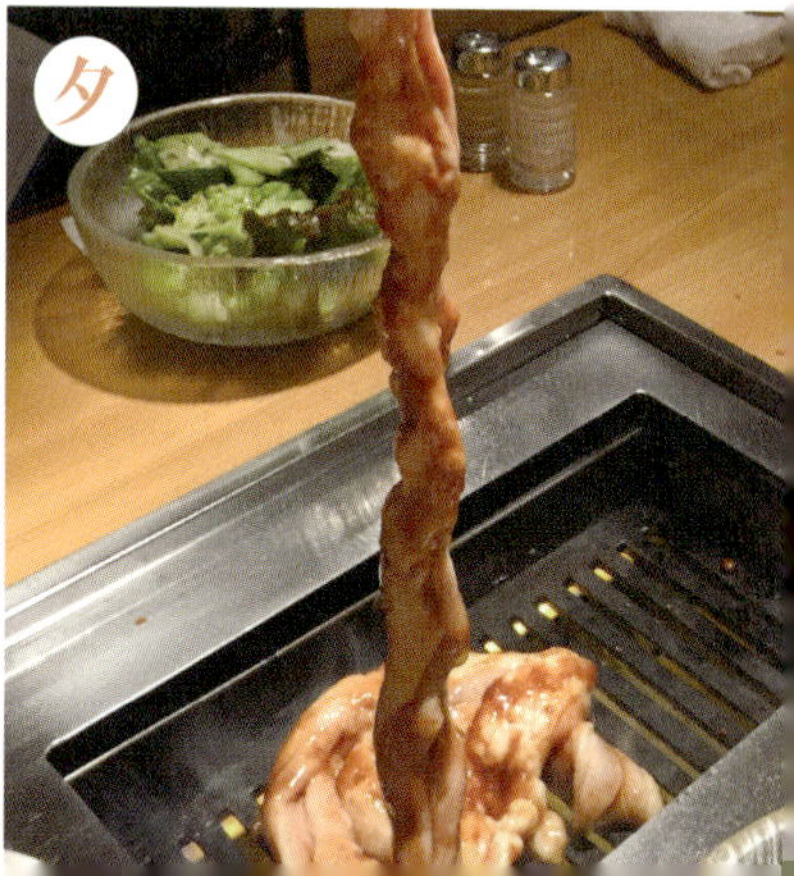

夕 （外食）焼き肉
（ハラミのおろしわさびのせ、サンカクの大根とりんごのすりおろし巻き、ホルモン焼き、生野菜、きゅうりのキムチ）

野菜もたっぷり食べて、締めにはきゅうりのキムチを食べ、胃腸をクールダウンさせる。ご飯ものは食べない。

6日目

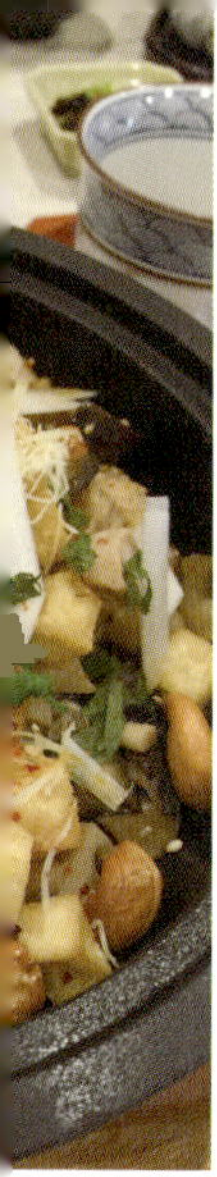

朝 酵素ジュース（ネーブル、にんじん、りんご）

昨日肉をたくさん食べたので、朝はジュースのみ。

昼 （外食）出汁つき厚焼き卵、寒ぶりの刺し身、お酒、焼きめし（カシューナッツ、厚揚げ、れんこん、ごぼう、寒ぶり、牛すじ、しいたけ、パクチーなど）

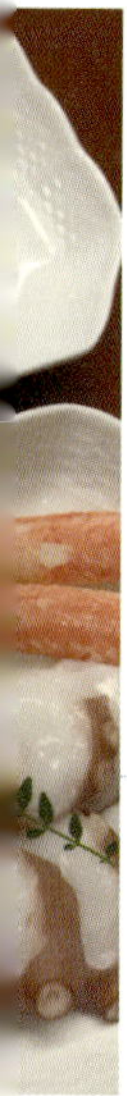

夕 かきのレモンがけ、ヒラメのエンガワの刺し身、明石だこの霜降り、ズワイガニのむき身

昼にボリュームのある食事をしたので、魚介類のみ。寒かったので、白湯をたくさん飲みながら。

7日目

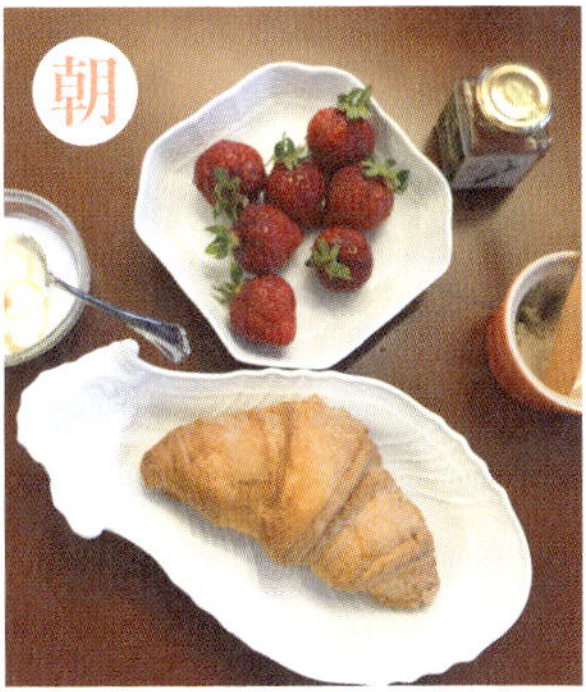

朝

酵素ジュース（ネーブル、にんじん、りんご）、ハチミツヨーグルト、いちご、クロワッサン、レバーペースト

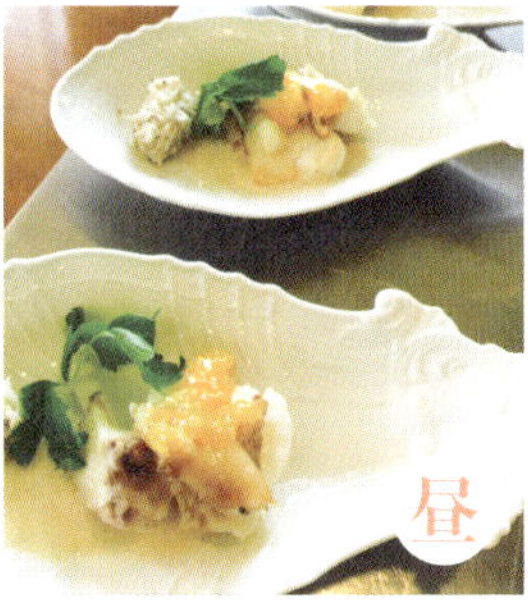

昼

（料理教室の残りのまかない）
真鱈《まだら》のポワレと焼き白子、オレンジソース（せとか果汁）がけ

夕

きのこたっぷりソテー（エリンギ、しいたけ、えのき、チンゲン菜、絹さや）

昼にタンパク質を多く摂ったので、夕食は野菜のみをたっぷり食べた。

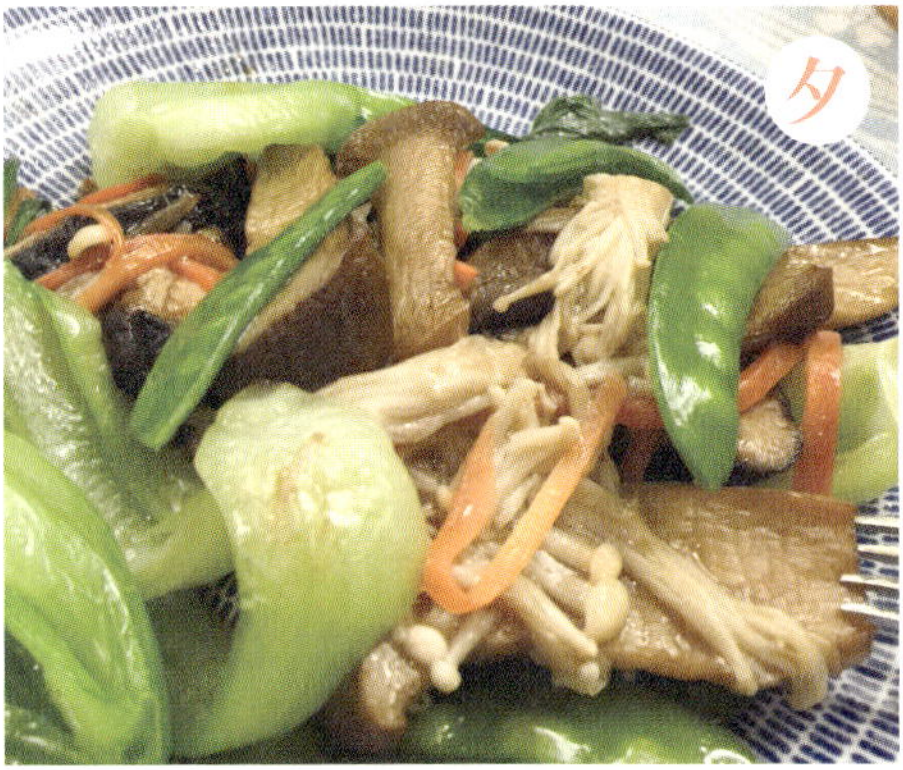

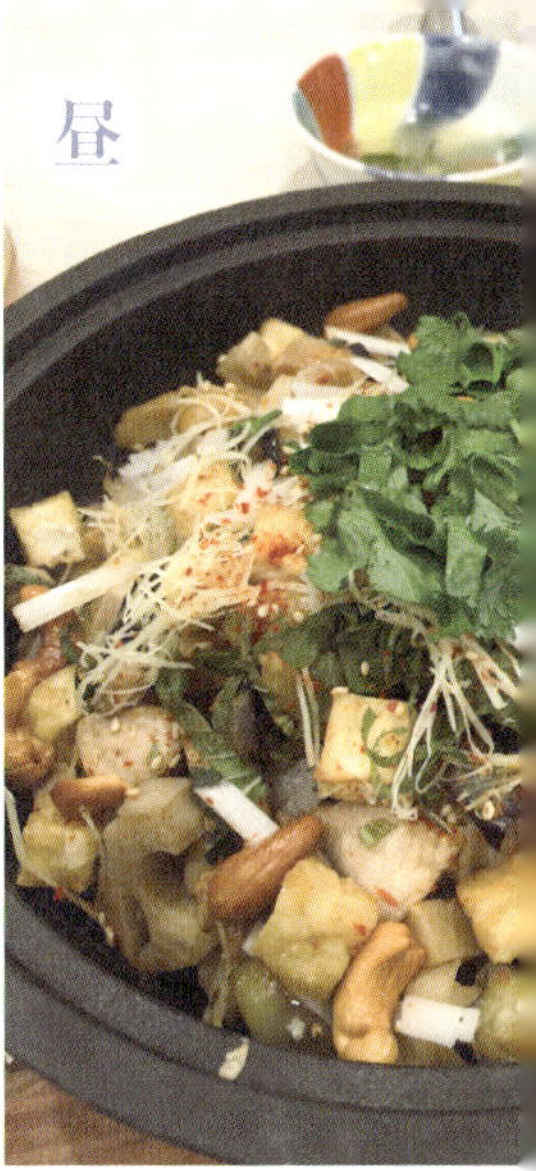

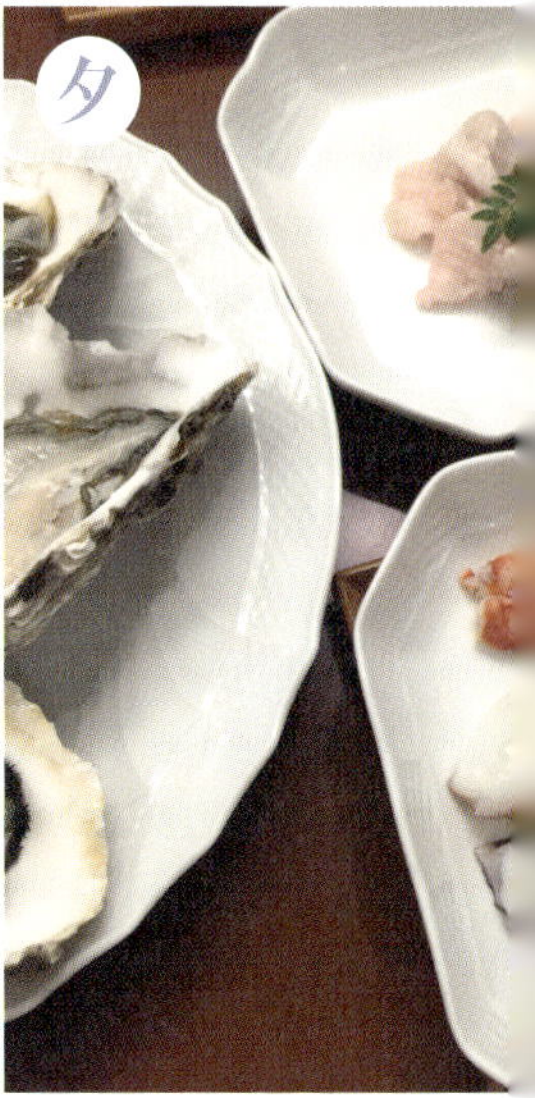

第4章

状況に合わせた食事の摂り方で、元気になる

朝は酵素ジュースで腸を活性化する

前章までは、さまざまな食材と、食材が体に及ぼす作用に触れながら、季節を意識した取り入れ方を述べてきました。これらのことを毎日の献立に反映するには、どうしたらいいのか、具体的に見ていきましょう。

私は、**朝は必ず酵素ジュースを飲む**ことにしています。これは手作りの野菜ジュースで、常温でジューサーで搾ります。人間の体温は眠っている間に低くなっています。体内温度が低くなると、腸の中の善玉菌および酵素が作用しなくなるので、酵素を入れて活性化させてあげたいのです。

また、ジュースを飲む前に、**朝起きたら必ず、白湯を飲みます**。白湯はいったん沸騰させてから湯冷まししたもので、温度は60〜80度が適温です。冬は熱めにし、夏はぬるめにすると、飲みやすいと思います。

白湯で内臓を温めてから酵素を入れると、酵素が腸内細菌の餌《えさ》となって、腸の蠕動運動が促され、酵素自体も活性化します。毎日糠床《ぬかどこ》をかき混ぜて空気を入れ、発酵を促すのと同じようなものだと考えてください。

酵素は野菜やフルーツに多く含まれています。熱を加えれば加えるほど酵素は少なくなるので、生に近いほうがいいのです。生魚にも含まれますが、朝はジュースの形にするのが飲みやすいので、野菜とフルーツで作っています。

そのとき、甘味、酸味のバランスが良いので、よく入れるのがりんごです。旬は9月から11月。赤いりんごでも青いりんごでもいいのですが、どちらかというと青いりんごのほうがおすすめ。青いりんごには、**プロシアニジンという成分がより多く含まれており、これには、脂肪の蓄積を抑える働きがある**からです。りんごの旬が外れたら、いちご、ラズベリー、ブルーベリーで代用します。

にんじんも欠かせません。常温に一晩置いたにんじん2本を使います。にんじんは、血を補い、目の疲れや乾燥に効果を発揮します。それに、紫外線が弱くなる秋から冬には柑橘類、あるいは旬に合わせてベリー系のものを加えます。私は実は、にんじんの臭みがあまり得意ではないので、それを取り除く意味と、酸化を防ぐ意味もあって、酸味のある柑橘やベリーを入れるのです。

その日の唾液の状態、苦いとか酸っぱいとかの味覚に合わせて、その時期の旬の柑橘やベリーを加えると、唾液分泌がよくなり、酵素とともに、そのあとの食事を体内に取り入れる準備を整えてくれます。

朝起きてすぐは、口の中がやけに乾燥しているように感じたり、喉がカラカラに渇いていたり、冬は〝乾燥注意報〟が出ています。睡眠中に口の中の唾液がなくなるので、そういう状態になって当然なのです。

私は、**舌がビリビリしたり、喉が痛かったりするときはとくに、唾液分泌を促してくれる酸味の強い柑橘を入れる**ようにしています。

ただしこれは、胃腸が弱い方にはあまりおすすめできません。胃腸への刺激を避けるためにも、朝の白湯は必ず飲んでください。胃腸の弱い方ほど、白湯をゆっくり飲んで胃腸を温めることがポイントです。

葉もの野菜は青汁より、ゆで野菜やサラダで摂る

酵素ジュースに葉もの野菜は入れないのですか？　という質問を受けることがあります。私の場合、**夏場は葉もの野菜を入れますが、冬は入れません**。

前の日に肉料理などを食べて、気の巡りが滞りがちになり、朝起きたときに気だるさを覚えたり、筋肉痛や足の裏に痛みがあるときなどは、**セロリやパクチー**を入れています。

市販のパウダー状の青汁を取り立てて飲む必要はないと思います。粉砕された葉もの野菜で、果たしてどれだけの栄養が摂れているのか疑問が残るからです。それに、パウダー状に粉砕するときに、化学物質を加えることもありますから、いいものを食べているつもりが逆効果、なんてことになりかねません。

それより、**ゆで野菜やサラダで葉ものを食べるほうが合理的**ではないでしょうか。

パウダー状の青汁は、旅行のときなど、日常生活とかけ離れてしまった際に摂るべきアイテムなのかな、という気がします。

日常生活のなかにはない、ウコンとか高麗人参《こうらいにんじん》とかを補助的に必要としている人は例外ですが、**一般に流通しているサプリメントで、野菜が原料のものなら、素材で摂取したほうがいい**と思います。

炭水化物はライフスタイルに合わせて。私は夜はご飯を食べません

ご飯などの炭水化物を摂りすぎると弊害がある、ということで、炭水化物の摂り方を気にされている方が多いようです。私は「**食事の量や炭水化物の摂取は、その方のライフスタイルに合わせて**」とお話ししています。

朝から活発に動く人は、朝食をしっかり摂り食べてエネルギーを燃やさなくてはなりません。朝は遅めに起きて、午後から夜にかけての時間が活動のメインになる人は、昼食、もしくは夕方の早い時間にたっぷりと炭水化物を食べ、エネルギー源を確保するといいのです。

私の場合は、夜9時か10時に寝て、早朝の4時か5時に起きる超朝型人間なので、朝か昼に動物性および植物性タンパク質をメインにしつつ、炭水化物もしっかり摂って血糖値を上げ、日中は元気よく過ごすようにしています。その代わり夜は、炭水化

物は食べません。

そして、どんなライフスタイルの人も、寝る2～3時間前には、食事を控えるべきです。寝る準備に入ろうという時間帯に食べると、どうなるでしょう。食材にはそれぞれ、自然の甘味が含まれています。甘味は主に糖質ですから、体に入れると血糖値が上がります。つまり、覚醒《かくせい》するということです。

内臓は活動したいのに、自律神経は眠りの態勢に入ろうとするという、相反した方向へ働いてしまい、これが自律神経の乱れにつながります。

うつの傾向がある方や更年期で変調をきたしやすい女性などは、要注意です。そういう方ほど、夜の食事時間を見直す必要があります。

また、**朝型か夜型かは、その人が生まれた時間によっても決まる**といわれています。

ちなみに、私は日の出生まれ。朝型になって当然だったようです。

甘いもののあとは、ヨーグルトで善玉菌を補充

甘いものも、たまには食べたくなるもの。がまんせずに、食べたくなったときには食べて、そのあとの手当てをすればいいのです。

私の場合、あんみつやわらび餅など甘味の強いものを食べたら、**30分後くらいに、ヨーグルトに酸っぱいレモン汁をギュッと搾りかけ、混ぜて食べます。**

甘いものを食べると善玉菌の活性が悪くなるので、ヨーグルトで善玉菌を補充する、というわけです。そうすると胃腸がもたれることもありません。

ただし、食べる時間は午前、または午後3時までにします。甘いもの、**糖分は明るい時間に食べる**、と心得てください。フルーツにも果糖という糖分が含まれますから、同じく午後3時までに食べるようにしましょう。

焼き肉のときは、腸を掃除するキムチを食べる

お肉を食べたあとの手当てとしては、**締めに生野菜**のサラダをたくさん食べることです。さっぱりとした涼性のきゅうりやセロリをバリバリ食べて、お腹をすっきりさせましょう。

焼き肉屋さんでお肉をいただいた日、私は白湯を6杯飲んで寝ました。白湯が寝ている間に腸を掃除してくれるからです。

動物性タンパク質や脂質は腸壁にたまらないようにしなくてはいけません。酸化した脂質を体に残しておくと、さまざまな病気の引き金になります。その日のうちに掃除しておくことが肝心なのです。

それから、**焼き肉を食べるときにはまず、キムチ**を食べてください。キムチも乳酸発酵食品ですから、腸の働きをよくします。

大根キムチのアミラーゼと、**白菜キムチのグルタミン酸をお腹に入れてからお肉を食べる**と、消化がぐっとよくなります。食前、食間、食後にもたくさんの野菜を食べ、浅漬け状になったきゅうりのキムチで締めます。

そうすると、油っぽい焼き肉を食べても、腸に脂質が残りません。

肉や魚は体を温め、元気を出す

生きるためのエネルギーを得るには、適度な動物性タンパク質が必要です。厚生労働省の栄養指導では、**高齢者でも一日60ｇの赤身の肉を中心にした動物性タンパク質を摂りましょう**、という指針が出ています。

タンパク質を食べないとエネルギーを燃やす原料がないのと同じで、力が入りません。筋肉の力をキープするためにも必要です。

闘病している方は、心のエネルギーも消耗するし、消化にもエネルギーを使います。そんなとき、動物性タンパク質は体に負担をかけるからと、まったく摂らないでいると、栄養素が欠けた状態になります。栄養が不足すると、自己再生能力も欠けてしまうのです。

毎日とはいいませんが、週に2〜3回は、80g程度の肉や魚を食べたほうが、元気が出るのは間違いありません。1センチ厚の肉のスライスで1枚弱、魚の切身なら一切れが目安です。

大阪に住んでいる方で、ずっと何年も、マクロビオティックの菜食主義を実践しながらガン闘病をしている方がいらっしゃいました。この方に鶏肉をお出ししたら、「3年ぶりに体が温まりました」といわれました。体が冷えきっておられたのです。

病気の方には、動物性食品を食べやすく調理して出す

お肉に付随する脂肪もある程度は食べたほうがいいのです。脂肪は体を温めます。歳《とし》を取ると脂肪は摂らないほうがいいと思われがちですが、そんなことはありません。ある程度の年齢になると、脂肪の代謝が悪くなり、必然的にお腹《なか》の周りに脂肪がつきやすくなります。体脂肪というものは、炭水化物の摂り方の調整と良質の脂肪でしか取り除くことができません。体脂肪のつきすぎを防ぐためにも、良質の脂肪が大事です。

昨年亡くなった義理の父もお肉が大好きで、最後の入院前にも焼き肉を食べに行ったそうです。人間は最期までエネルギー源が必要なのです。

肉の塊を食べることが無理ならば、**ミンチ状に刻んだりスープ状にして、見た目にもおいしそうなものを食べる**のも一つの〝手当て〟です。

ブイヨンやスープを作ったときに、その上澄みを取って飲ませてあげてもいいし、残った素材をミキサーにかけて、ペースト状にするのもいい方法です。

ガン患者の方の場合、抗ガン剤や放射線の治療をして、痛みを伴ってくるようになると、痛み止めやステロイド剤、モルヒネというような段階を経て亡くなってしまうケースが多いように見受けられます。

しかし、どんな病気のどの段階でも、**食べるということは、クモの糸のような頼りないものに見えるとしても、再生への唯一のツール**だと思います。私自身もそういう体験を経て、今があります。

胃ガンの方がどんどん痩《や》せていくのは、食べられなくなるのと、胃腸に負担がかかるようなもの、動物性タンパク質を避けるためです。

そういう場合は、たとえば、白子の焼いたものをペースト状にすれば、脂肪が摂れます。脂肪は、形状を少し変えるだけで良質のものが得られるのです。胃ガンの方はとくに、胃腸粘膜が非常に敏感になっているので、シクシク痛んだり、胃酸が上がってきて嘔吐《おうと》することが多いもの。そういう方にはなめらかなクリーム状にして出すといいのです。

胃弱の方には、おもゆがいいと思われがちですが、おもゆで唾液が出るでしょうか、消化液が出るでしょうか？　唾液と消化液は連動しています。これを分泌させるためには、**動物性タンパク質の固形のものを食べる**ことです。

流動食だから胃腸にいい、というわけではないし、ゼリー状にすれば食べやすくはあっても、唾液を出す刺激になるわけではありません。

5色を意識すると、栄養バランスが取れる

普通の健康な方の場合に話を戻すと、栄養素をバランスよく摂るには、旬のものを食べること以外に、**漢方でいうところの5色、青、赤、黄、白、黒を意識する**ことです。

たとえば冬だと、ほうれんそうの緑（青）、小豆の赤、みかんの黄色、大根の白、黒豆や黒米、ひじきなどの黒、というように。

難しいのは黒い食べものかもしれません。冬、吹雪《ふぶ》いているようなときは、皮膚から受けるストレスが大きく、肌寒さで風邪を引いたりします。そんなときは、黒いわかめなどの海藻を意識して食べるようにします。

寒風が吹きすさぶ冬の海では、プランクトンの活性がよくなり、新物の海藻が流通します。青のりも冬に旬の生のりが出てきます。

寒いときに必要な食べものが、寒い季節に旬になる。自然の営みとは、なんと理に適《かな》っていることでしょう。「旬を意識する」ということは、その時期に必要な栄養素を摂る、ということです。

家族で同じものを食べ、エネルギーをもらう

わが家のメニューには、お造りやお刺し身が多いのですが、これは、**生の魚の酵素やＤＨＡ（ドコサヘキサエン酸）をたっぷり摂りたい**からです。人は疲れてくると、記憶力が低下してきます。脳を活性化するには、魚に含まれるＤＨＡが欠かせません。

それと、私の夫は野菜が嫌いで食べてくれませんから、野菜の酵素が摂れません。ではいったいどこで摂るの？　となったときに助けてくれるのが、生の魚の酵素なのです。

嫌いな食べものを強要するのは、お互いの精神衛生上、よくありません。また、自分一人だけ特別な食事をするのも考えものです。たとえば、自分がマクロビオティックをやっているからと、一人だけ違う食事をするのでは家族から浮いてしまいます。

もし、家族が苦手なものを食べたいと思ったら、自分一人のときに食べればいいの

です。私は調理しながらゆで野菜をつまんでいます。一週間メニューに野菜があまり出てこないのは、そうやって補充しているからです。

家族団らんのテーブルでは、**誰かがストレスを感じないようにするのが、食の作法である**、と私は思います。

食事というものは、家族で一つのテーブルを囲んでこそ、意味があるもの。家族と一緒に食べるからエネルギーがもらえるし、「食べることは生きること」につながるのです。

私の料理教室でも、その日だけですが、生徒の方たちが同じ食事を召し上がること で、いっときでもファミリーになることができると思っています。そして、その連帯感から生まれるエネルギーの恩恵を、一人一人が受けてほしいと願っています。

3つのreに込めた願い

本書のベースになっているのは、オーガニック薬膳という考え方です。本編の結びに、私が主宰している「鎌倉 rethree & co」というオーガニック薬膳料理の教室について、触れておきましょう。この教室は、3つのreの造語から成り立っていますが、ここに、オーガニック薬膳料理のレッスンの大切な要素が込められています。

1つ目のreはリラックス〈relax〉

今、私たちを取り巻く生活環境は情報にあふれています。仕事、家庭生活、プライベートに関する事柄はもとより、食についても、とくに目を凝らさず、耳を傾けずとも、多くの新しい情報が入ってくる時代です。そんななか、一度、すべての知識を取り除き、原点に立ち戻って、体、心、頭をゆるめてみてはいかがでしょう。

リラックスした空間に身を置き、最初に薬膳ハーブティーをいただくことから、レッスンは始まります。

2つ目のreはリペア〈repair〉

レッスンは正味2時間あまり。自分で「自分治し」をするきっかけとなる時間です。料理は3品。和・洋・中・エスニックの手法に、薬膳のエッセンスを加え、ハーブやスパイスの要素を存分に生かしたオリジナルレシピです。

日本列島各地から、その季節ごとにいち早く届けられた旬の味わいを慈しみ、月の満ち欠けの時期を意識しながら、フランスで学んだ伝統的な調理法、ハーブやアロマ、スパイスのベストチョイスを組み入れています。さらに、中国で学んだ薬膳、漢方と西洋医学を融合させた理論にも適うように、オーガニック薬膳的効能のあるレシピを構築しています。

食材の合わせ方で成り立つ相乗効果などを、デモンストレーション形式でお見せするレッスンですが、参加される一人一人の体調を、事前アンケートと当日の天気図、気温、室温はもとより、インターフォン越しで所見判断し、吟味し、本日のブイヨンを毎回オリジナルで考案しています。

見る、聴く、嗅ぐ、触れる、食べるの五感を使い、オーガニック薬膳料理を創作レシピで作り出しながら、体と心と頭のリペアの時間をお楽しみいただくのが、２つ目の要素です。

３つ目のｒｅはリファイン〈ｒｅｆｉｎｅ〉

レッスンの終盤になってくると、新しい味覚の発見、調理法のポイントがわかり、知識の引き出しがいっぱいになった喜びが表情に表われてきます。そして、胃袋を通して、内臓それぞれの機能にスイッチが入り、代謝が上がったことを自覚できた満足感で、とても爽快な気分になります。

あとは、日々の生活で、一日一度は家族、もしくは隣の人のために、自分自身のために、３つのｒｅを香りで、お茶で、調理で、どう取り入れていくかです。うまく取り入れることができたなら、アンチエイジングにも有効な健康的な日々が過ごせるでしょう。

あとがき

本書を手にとってくださり、心より感謝申し上げます。

２０１４年に出版した一冊目の著書には、多大な反響をいただきました。とりわけガンなどの重篤な病気と闘っている方々に関心を持っていただいたことは、私の大きな励みにもなっています。

というのも、私自身、まだまだガンというやっかいな病気の改善、修復の途上にあり、ちょっとした油断や疲労の蓄積から、しばしば体調を崩すことがあるからです。

けれども、余命３カ月の宣告を受けてもなお、生きることをあきらめず、必死で食べるものに向き合ってきた日々を思えば、少々具合が悪いことがあっても、不思議と穏やかな気持ちでいられるのです。

それは食べることで「自分治し」を絶えず行なってきた、ごほうびのようなものと受け止めています。

本書は、多くの生徒さんからの熱望で完成に至りました。

じつは、前著で、フレンチガストロノミー上級ディプロマと国際中医薬膳師免許を取得していると記述しましたが、この2つの資格を取得しておりません。この件で、多くの方に多大なるご迷惑をおかけしました。

国際中医薬膳師と名乗ることは、北京《ペキン》中医薬大学教育学部（漢方と西洋医学の融合に関する基礎理論研究室）の老師（先生）より許可をいただいていたこと。フランスでは、ガンの疼痛と高熱を伴いながらの断続的な受講を4年にわたり続けたこと（結果的にはタイムオーバーとなりましたが）。この点を理解し応援してくださる方々の後押しがなかったら、本書の出版に踏み切ることはできなかったでしょう。この場を借りて、改めてお詫《わ》びと御礼を申し上げます。

いわゆるお免状は持っておりませんが、それに匹敵する勉強をフランスと中国でできたこと。そして、今も料理教室でたくさんの生徒さんたちと日々研鑽《けんさん》できていることとを、とてもありがたく、うれしく思っています。

私と同じように、食べることとの大切さに気づいた方たちが、より健やかに生を楽しむことができるように、今、病気で苦しんでいたとしても、希望を持って生きられるようにと願ってやみません。

2016年1月

高遠智子

生徒さんたちとの日々に、感謝をこめて。

付録

四季のオーガニック薬膳料理

（P1～16の解説とレシピ）

オーガニック薬膳料理は、その季節の気温、湿度、体の状態を考え、その時期に旬を迎える食材を使って、健やかに過ごせるように、体を整えるものです。

次に、カラーページ（P1～16）で紹介した四季の薬膳料理について解説していきましょう。

これは一例ですが、内容を理解したうえでレシピを見ながら調理してみて、食事に取り入れる機会を増やしていただければ、きっと体が変わります。

春レシピ

冬の間は、体を温めたいという気持ちから、動物性タンパク質を摂りすぎたり、塩辛いものを好む生活が続いたりしがちです。芽吹きの季節、春を迎えたら、苦味を持つ食材でため込んだ毒素をデトックスし、塩分の排出を促しましょう。ちなみに春のレシピでは、ひと塩くらいしか、塩を使っていません。

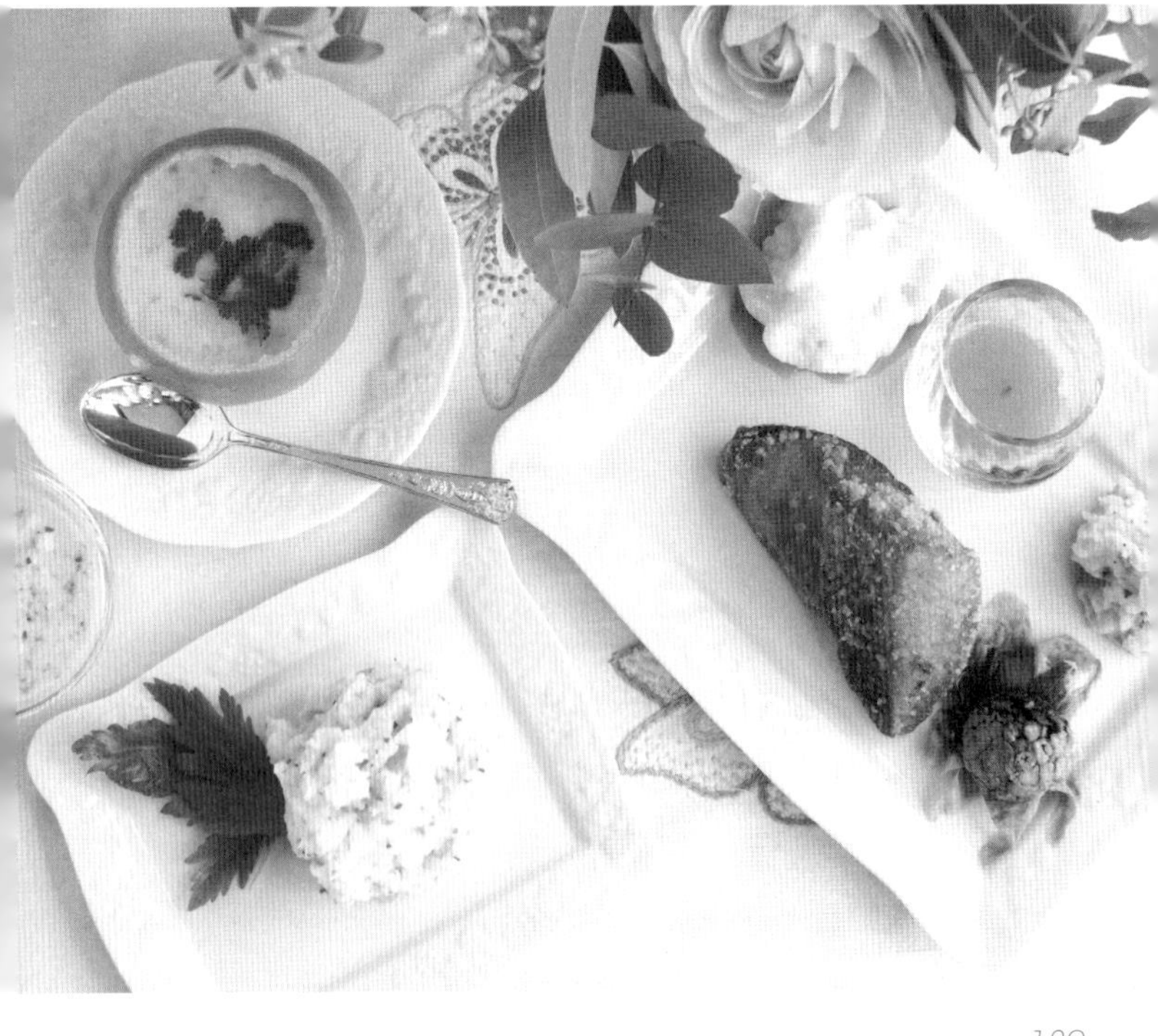

春の基本のブイヨン

消化酵素を持つ大根、血の巡りをよくする紫玉ねぎに、畑のタンパク質である大豆を加え、昆布の出汁でミネラルを補給します。雑穀のアマランサスも排出を促してくれます。

そして、良質の果糖を摂るために、柑橘のせとかを加えます。塩分を排出するには、酸味を伴った果糖がベストなのです。

★材料（4人分）

大根……3cm
紫玉ねぎ……1個
せとか（柑橘）……1個
昆布……15cm幅×2cm1枚
煮干し……10g
大豆（乾燥）……大さじ2
しょうが（皮ごと）の薄切り……4枚
アマランサス……大さじ2
日本酒……大さじ3
水……1.5ℓ

★作り方

01

大根はいちょう切りにし、紫玉ねぎはくし形に切る。せとかは皮ごと乱切りにする。

02

01とその他の材料をすべて鍋に入れ、蓋をして、ごく弱火で30～40分程度煮る。これを漉してブイヨンを取る。

＊出汁がらはスープに利用する。

果物器の滋養スープ

スープは春のブイヨンに牛乳を加え、温めたもの。柑橘をくりぬいて器にします。さわやかな香りと乳成分の働きで、心身ともにリラックス。くりぬいた柑橘の果肉は、果汁にして他の料理に使いましょう。りんごでも同様にできます。

★材料（4人分）

春の基本のブイヨン……50mℓ
せとかなどの柑橘……4個
ブイヨンの出汁がら（昆布と煮干し以外）……適量
牛乳……2カップ
パクチー（飾り用）……適量

★作り方

01

せとかなどの柑橘を、上2cmくらいのところで水平に切り、果肉をくりぬいて器を作る。果肉は搾って果汁にし、他の料理に使う。

02

ブイヨンの出汁がらから昆布と煮干しを除き、ブイヨンとともにフードプロセッサーにかける。

03

02を鍋に移して火にかけ、牛乳を加えて弱火で温める。

04

01の器に03を注ぎ、パクチーを飾る。

里いもの薬膳ハーブマッシュサラダ

春いちばんが吹く季節になると、皮膚も粘膜も乾燥し、花粉症や皮膚のアレルギーが発症しやすくなります。里いもの、冬を越して効果を増したムチンの働きを取り入れ、体の細胞や粘膜に保湿ベールを作ってあげましょう。

注目してほしいのはドレッシング。ハーブティーの茶がらを利用し、柑橘やりんご、レモンの酸味に、まろやかなヨーグルトや卵黄を加えました。これを里いもマッシュにかけて、滋養豊かな薬膳サラダに仕上げます。このサラダはまた、鮭の唐揚げのソースとしても使います。

★材料（4人分）

里いも……5個
春の基本のブイヨン……1カップ
玉ねぎ……小1個
ミニセロリの葉（飾り用）……適量
ドレッシング
レモン……1/4個
春の薬膳ハーブティーの茶がら……適量（P185参照）
せとか（柑橘）果汁……大さじ1
りんごのいちょう切り……1/4個分
ヨーグルト……大さじ2
卵黄……1個分
春の基本のブイヨン……大さじ3

★作り方

01 里いもは皮をむき、一口大に切る。冷めたブイヨンと里いもを鍋に入れ、ゆっくり加熱する。やわらかく煮えたら取り出して、マッシュしておく。

＊鍋に残った煮汁はメイン料理のソースに使うので、取っておく。

02 玉ねぎは粗みじん切りにし、塩少々（分量外）を振って5分ほど置き、軽く絞る。

03 ドレッシングを作る。レモンは皮をむき、薬膳ハーブティーの茶がら、せとか果汁、りんごとともにフードプロセッサーにかける。残りの材料を加え、再度フードプロセッサーにかける。

04 **01、02、03**（適量）を混ぜ合わせて器に盛り、ミニセロリの葉を飾る。さらに、お好みでドレッシングをかけていただく。

鮭の唐揚げ 3種のソース添え

メインは、生鮭に塩をほんの少しだけ振り、上新粉を薄くまぶしてカラリと揚げたもの。上新粉をつけたら冷蔵庫で15分ほど寝かせると、いっそう粉がなじみます。この時期には、北海道は鱒《ます》、東北は真鱈、関東は鰆《さわら》が獲れるシーズンなので、そういった旬の魚を使ってもよいでしょう。

つけ合わせのふきのとうは、柑橘果汁でアク止めをしますが、そのとき、ところどころに果汁をかけておくと、模様ができます。

★材料（4人分）

鮭の切り身……4枚
塩・上新粉……各適量
オリーブオイル……適量
ふきのとう……4個
柑橘果汁……適量
春の基本のブイヨン……1/2カップ

ソース1
卵白……1個分
里いもの煮汁……大さじ3

ソース2
柑橘果汁……大さじ3
葛粉……大さじ3

ソース3
里いもの薬膳ハーブマッシュサラダ

★作り方

01 ふきのとうに柑橘果汁をかけておく。冷めたブイヨンに、このふきのとうを入れて加熱し、沸騰直前に取り出す。

02 鮭の切り身を2〜3つに切り、塩をして5分ほど置く。水分が出てきたら拭き取って上新粉を軽くまぶす。

03 オリーブオイルを中〜高温に加熱し、**02**を入れて、表面が軽く色づく程度に揚げる。

04 卵白をボウルに入れて、泡立て器で角が立つくらいまで泡立てる。ここへ、とろみがつくまで煮詰まった里いもの煮汁を混ぜたら、**ソース1**のできあがり。

05 柑橘果汁を鍋で加熱し、同量の水（分量外）で溶いた葛粉を加え、透明感が出るまで火にかけたら、**ソース2**のできあがり。

06 鮭とふきのとうを器に盛りつけ、**04**と**05**のソース、それに里いもの薬膳ハーブマッシュサラダを添える。

春の薬膳ハーブティー

最初にいただく春の薬膳ハーブティーは、しょうがと大根をベースにします。しょうがのから煎りは、冬ほどしっかり行なわず、香りが出て少し透明になる程度にします。から煎りしすぎると体が温まりすぎ、夕方から夜にかけて、ほてりが出てしまうこともあります。

大根は、三寒四温の変動からくる、気道の詰まりや喉の痛みを抑えてくれます。また、消化酵素のアミラーゼを取り入れる意味もあります。

それに、いちごの果糖の塩分排出の働き、ラズベリーリーフの利尿作用と骨盤内の瘀血を取り除く作用も加わって、デトックスの春にふさわしいお茶になりました。

★材料（4人分）

しょうが(皮ごと)のみじん切り……大さじ1
大根のいちょう切り……3cm分
いちご……6個
ラズベリーリーフ(ドライ)……2つかみ
水……1ℓ
セージ(飾り用)……適量

★作り方

01

しょうがをフライパンでゆっくりから煎りする。香りが立ってきたら大根を加え、水分を早く出すために塩少々（分量外）を振って、うっすら色づいて甘い香りが出てくるまで、しっかり炒める。

02

いちごを4つ切りにし、**01**に加えて炒める。ラズベリーリーフを加え、全体がなじむまで炒め合わせる。

03

02に水を入れ、中火で沸騰する直前までかき混ぜながら加熱する。これを茶こしで漉して器に注ぎ、セージをのせる。

＊冷え込みが強い日は、**03**のあとに日本酒や甘酒を加える。

夏レシピ

暑い夏は、寒性や涼性の食材で熱を取ることが基本ですが、内臓まで冷やしてしまうと不調を引き起こしてしまいます。「冷やす」と「温める」のバランスを取りましょう。また、冷房の効いた場所にいると、どうしても乾燥しやすくなるので、保湿に注意する必要があります。

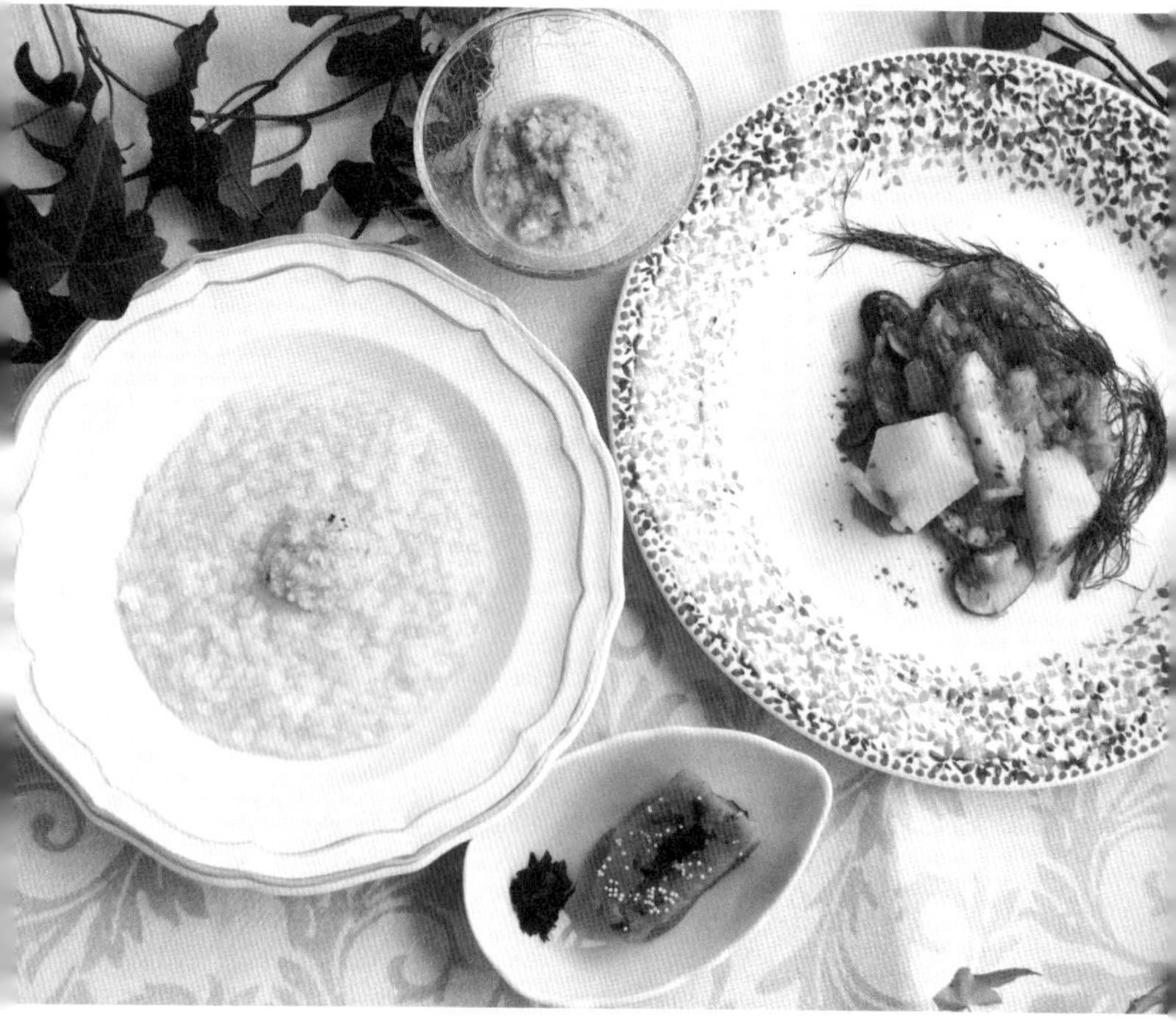

夏の基本のブイヨン

涼性のバナナを使い、平性のとうもろこしで利尿作用を促します。とうもろこしはひげ根や皮に有効成分が多いので、まるごと利用します。

そして、長いもの皮と身の間にある成分、ムチンの働きで保湿をします。アミノ酸が凝縮されて、旨みの宝庫となった越冬長いもを使うといいでしょう。さらに、玉ねぎで血液循環を促し、熱が体内にこもらないようにします。これは、熱中症対策にもなります。

★材料（4人分）

バナナの皮……1本分
とうもろこし……1本
越冬長いも……200g
玉ねぎ……1/4個
甘酒……大さじ2
塩麹……小さじ1
水……1.5ℓ

★作り方

01

長いもは表面をあぶってひげを燃やし、ざく切りに。玉ねぎもざく切りにする。

02

バナナの皮に塩ひとつまみ（分量外）を振ってもむ。水分が出たらさっと水洗いし、ざく切りにする。

03

鍋に**02**を入れて中火でから煎りし、水分を飛ばしてから**01**を加える。とうもろこしを皮ごと入れ、甘酒と塩麹を加えて、水を注ぐ。蓋をして、ごく弱火で40分ほど煮る。

04

03を漉してブイヨンを取る。

茶がゆ 緑の豆のソース添え

食欲が減退しがちな夏は、スープ代わりに喉ごしのよい茶がゆでエネルギーを補給します。水分は、濃いめのほうじ茶と昆布出汁で。

夏の出汁は、あまり濃い味だと食欲が減退してしまいます。風味がそれほど強くない昆布出汁のほうが、ほっとすると思います。ほうじ茶は日本人好みの味で、ほろ苦さが清涼感を与え、汗を引かせます。

茶がゆのソースには、ハーブと植物性タンパク質が豊富な緑の豆を使います。フェンネルは胃腸を温める働きがあり、セージはデトックス作用があります。また、雨が多いこの時期には、体の関節の痛みや偏頭痛が出やすいものですが、フェンネルやセージが、そういった痛みを改善します。

枝豆は水分バランスを整え、整腸の作用があります。ピスタチオはご飯の糖質を分解してくれ、動物性油脂の代わりにオイリーな風味を加えます。

★材料（4人分）

ご飯……1と1/2膳
ほうじ茶（濃いめ）……3カップ
昆布……2cm角1枚
塩……少々

緑の豆のソース

フェンネルのみじん切り……小さじ2
セージのみじん切り……小さじ1
酒粕（戻したもの）……小さじ1
ピスタチオ……大さじ1
ゆでた枝豆……大さじ2
りんご……1/4個
ゆずパウダー……少々
セロリの葉のみじん切り……小さじ1
水……大さじ2
夏の基本のブイヨン……大さじ1

★作り方

01 ご飯はざるに入れて流水で洗い、きれいにぬめりを取り除く。枝豆はさやから出して薄皮をむく。ピスタチオ、りんごは細かいみじん切りにする。

02 ほうじ茶を鍋に注ぎ、昆布を入れて中火に5分かけ、少しフツフツしてきたらご飯を入れる。木べらでていねいにかき混ぜながら、おかゆのようなとろみがつくまで煮含めていく。途中でときどき、塩を打つ。

03 フードプロセッサーにフェンネル、セージ、酒粕、ピスタチオ、枝豆、りんご、ゆずパウダー、セロリの葉のみじん切り、水、ブイヨンを入れて、ペースト状になるまで、少しずつ回す。

04 **03**を**02**にのせていただく。

バナナとブラウンマッシュルームのさわやかソテー

戸外で過ごす時間が長いと、軽い熱中症のようになり、吐き気やむかつきを覚えることがあります。そんなときは、涼性の作用があるバナナが有効。バナナが体内にこもっている熱を発散してくれます。また、抗ガン剤を使っている方の吐き気止めにも使えます。

そして、体を冷やすと同時に、内臓を温めるために、温性のらっきょう、フェンネルを加えてバランスを取ります。ブラウンマッシュルームと一緒に炒めると、熱を発散したあとの水分補給、保湿ができます。

このとき、甘酒につけた長いもを合わせますが、これは、滋養のある甘酒と水分バランスを整える長いもとで、保湿効果を高めるためです。

★材料（4人分）

バナナ……1本
塩麹……小さじ1
玉ねぎ……1個
らっきょう……2個
フェンネルの根元……小さじ1
ブラウンマッシュルーム……4個
越冬長いも……3cm
甘酒……100mℓ
塩……ひとつまみ
シナモン（パウダー）……少々
日本酒……大さじ1
フェンネルの葉（飾り用）……少々
オリーブオイル……大さじ1

★作り方

01 バナナをざく切りにし、塩麹をなじませて10分ほど置く。玉ねぎは調理する15分前に細かいみじん切りにする。らっきょう、フェンネルの根元はみじん切りにし、ブラウンマッシュルームは薄切りにする。長いもはざく切りにして甘酒に漬けておく。

02 フライパンにオリーブオイルを引き、らっきょうとフェンネルの根元をきつね色になるまで炒める。そこへ玉ねぎ、バナナを入れて塩とシナモンを振り入れ、さらにじっくり炒める。

03 02にブラウンマッシュルームを入れて炒め、日本酒を回し入れる。長いもを漬け汁ごと加えてさっと混ぜ合わせ、蓋をして弱火で6分ほど煮て、火を止める。

04 03を器に盛りつけてフェンネルの葉を添える。

夏かぼちゃとわかめの薬膳テリーヌ

テリーヌには夏かぼちゃを使います。肝臓、肺、脾臓の中に滞りがあると、老廃物がたまりやすいのですが、こういったことが起きやすいのが夏。老廃物を排出することが大切で、それには夏かぼちゃが最適です。かぼちゃは冬の食材というイメージが強いのですが、夏のほうが活性酸素の発生を抑えます。

また、高温多湿な日本では、気の巡りをよくすることが夏の過ごし方のポイント。かぼちゃのテリーヌの具として、パプリカのほろ苦さを加え、えのきだけの旨みの力を借りて、邪気を取り除くといいでしょう。

テリーヌ状にすると食べやすいし、アマランサスなどの雑穀を加えると、いっそう栄養価が高まります。

★材料（4人分）

かぼちゃ……1/6個
夏の基本のブイヨン……大さじ3
わかめ(戻したもの)……大さじ3
パプリカ……1/2個
酒粕(戻したもの)……大さじ1
えのきだけ……1/2袋
塩……少々
アマランサス……小さじ1
葛粉……大さじ1
水……大さじ3
オリーブオイル……大さじ1

★作り方

01 かぼちゃは皮を削り取り、一口大に切り、ブイヨンを入れて、かぶるくらいに水(分量外)を足し、酒粕少々を加える。これを中火でやわらかくなるまで煮る。

02 わかめは塩抜きをし、一口大に切る。パプリカは薄いくし形に切り、酒粕を混ぜておく。えのきはみじん切りにする。

03 フライパンにオリーブオイルを引いて火にかけ、えのきを入れて塩を打ちながらていねいに炒める。アマランサスを加えてさっと炒め、わかめとさっくり混ぜ、パプリカを加えてさっと火を通す。

04 小鍋に分量の水と葛粉を入れて混ぜ、火にかけてとろみが出るまで混ぜる。

05 **04**を**01**のかぼちゃに混ぜる。巻きすを広げてラップを重ね、かぼちゃを平らに敷き詰める。**03**を真ん中にくるようにのせて巻き込み、ラップの両端をねじって冷蔵庫で30分ほど休めてから、4つに切り分ける。

夏の暑さ対策清涼ドリンク

夏のドリンクは、バナナとらっきょうをペースト状にし、牛乳でのばしたもの。バナナの皮はブイヨンで使い、こちらは身を使います。バナナと冷たい牛乳に、温性のらっきょうとフェンネルを加え、熱中症対策をしつつ、体を冷やしすぎないようにします。

★材料（4人分）

- バナナ（細かく刻む）……1本
- らっきょうのみじん切り……小さじ1
- らっきょうの漬け汁……大さじ1
- フェンネルの根元のみじん切り……小さじ1
- 牛乳……1ℓ
- フェンネルの葉（飾り用）……適量

★作り方

01

フライパンでらっきょうのみじん切りをから煎りする。香りが立ってきたらフェンネルの根元を加え、水分を早く出すためにらっきょうの漬け汁を加える。うっすらきつね色に変わり、甘い香りが出てくるまでしっかり炒める。

02

01にバナナを入れて中火にかけ、ペースト状になるまで3分ほど煮詰める。

03

02をグラスに入れて牛乳を注ぎ、フェンネルの葉を飾る。よく混ぜながらいただく。

秋レシピ

気温が急に低くなるこの季節は、ウイルス性の感染症にかかりやすい時期でもあります。抗菌性のあるスパイスを利用して、気の巡りをよくします。

また秋は、香りをうまく取り入れることもポイント。気温差によって引き締まった体を、嗅覚でとらえた香ばしい香りでゆるめ、心身ともにリラックスしましょう。

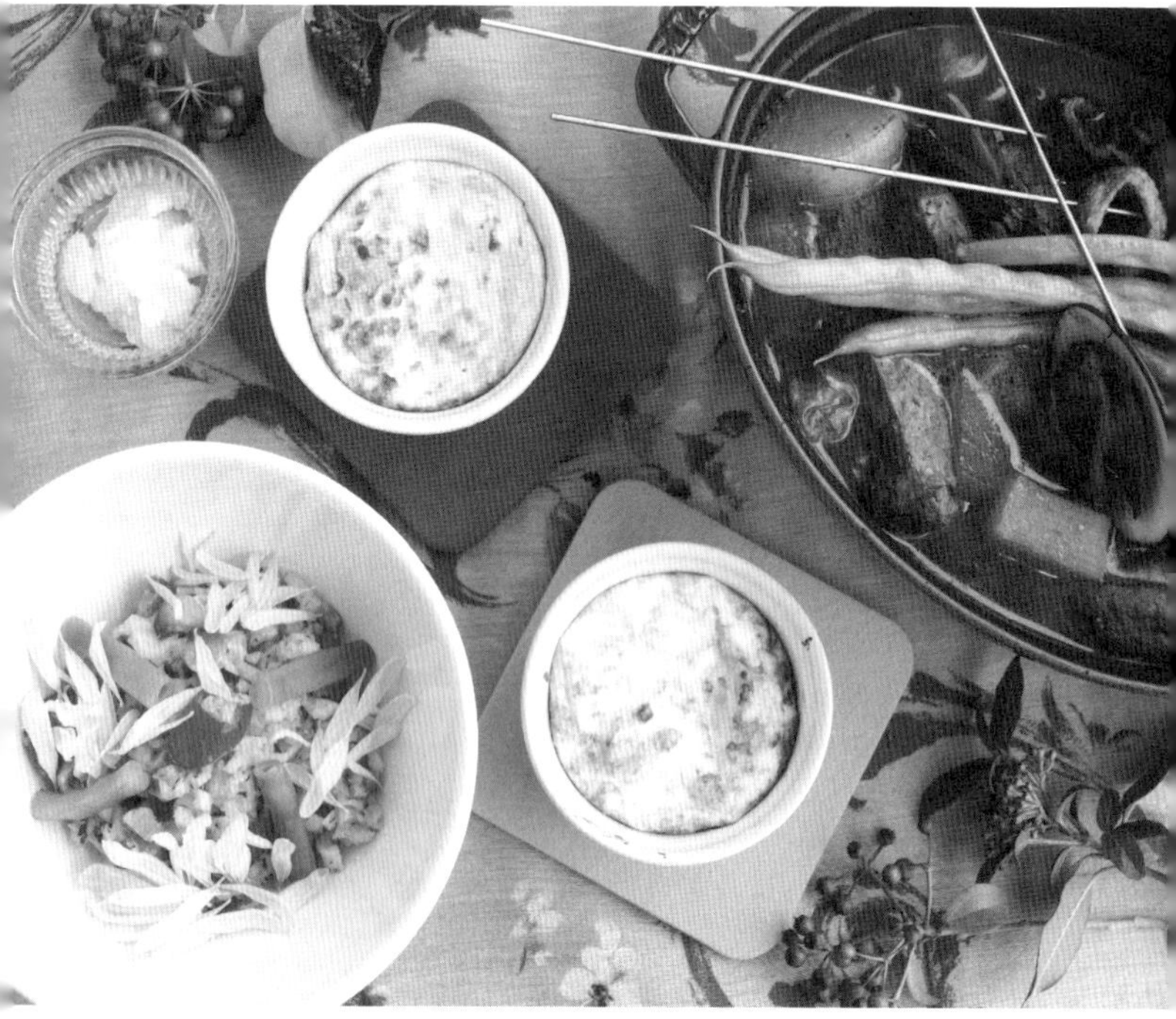

秋の基本のブイヨン（薬膳おでんブイヨン）

秋のブイヨンは、ベーコンの脂身の旨み、秋はまぐりのコハク酸を上手に使い、ぶどうの果糖をみりん代わりにした、おでん風味です。ちょうど収穫時に当たる黒米の甘味、じゃがいもや大根のやさしい甘味、そしてクローブやクミンといったスパイスを加え、抗菌性を高めます。

ブイヨンの具のベーコン、大根、じゃがいもなどは、メインのおでんに使います。

★材料（4人分）

ベーコン……200g
塩麹……小さじ1
はまぐり……4個
ぶどう（マスカット、ピオーネなど）……6粒
大根……1/4本
じゃがいも……3個
昆布……15cm幅×2cm1枚
黒米……1/2カップ
しょうが（薄切り）……4枚
クローブ（ホール）……9粒
クミンシード……小さじ1/2
水……2ℓ

★作り方

01

ベーコンを細長い薄切りにし、折り畳みながら串に刺す。塩麹をまぶして20分ほど置いておく。

02

はまぐりは砂出しし、ぶどうは縦半分に切る。大根は厚めのいちょう切りにし、じゃがいもは半分に切る。

03

01と**02**、昆布、黒米、しょうが、クローブ、クミンシードを厚手の鍋に入れ、水を加えて弱火にかけ、具材がやわらかくなるまでじっくりと煮込む。

リコッタチーズのふわふわスフレ

秋が深まってくると、たき火の香りや焼きいも、焼き栗などの香ばしい匂いが鼻から入ってきて、リラックスさせてくれます。そして、気温が下がるとともに、焼いた料理がおいしく感じられるようになります。

そこで、リコッタチーズ（またはカマンベールチーズ）に卵白のメレンゲを加えて焼いた、ふわふわスフレを作りました。この時期は、鶏が秋の穀物を飼料化したものをたくさん食べるので、その卵は一年でいちばん栄養素が入っています。

温性の働きをするコリアンダー、カルダモンは、嗅覚から入るふわっとした香りが、体をキュッと引き締めると同時に、緊張をゆるめ、気の巡りをよくします。

★材料（4人分）

秋の基本のブイヨン……50mℓ
牛乳……100mℓ
本葛粉……大さじ1
リコッタチーズ（またはカマンベールチーズ）……40g
コリアンダー（パウダー）、カルダモン……各少々
塩……ひとつまみ
卵白……2個分
A 白エビ（刺し身用）……大さじ2
酒粕（戻したもの）……小さじ1/2

★作り方

01 鍋にブイヨン、牛乳、本葛粉を入れ、コリアンダー、カルダモンをひと振りずつ加える。これを弱～中火にかけ、へらで混ぜながら加熱する。葛が固まってきて、ひと煮立ちしたら火から下ろす。

02 **01**にリコッタチーズと塩を加えてなめらかになるまで混ぜ、ボウルに入れる。

03 別のボウルに卵白を泡立てて、しっかりと角が立つくらいのメレンゲにする。これを**02**のボウルに3回に分けて入れ、泡をつぶさないように混ぜ合わせる。

04 **03**を耐熱容器に流し入れ、水を張ったバットなどに器ごと並べる。これを予熱をかけたオーブンに入れ、190度で20分ほど湯煎《ゆせん》焼きにする。**A**を混ぜ合わせたものと、お好みでセージを添えていただく。

セロリとぶどうのさわやか秋サラダ

朝晩の気温差からくる、血の巡り、気の巡りの停滞を解消するレシピです。とくに、更年期に入った方は、頭に上がったほてりを下げられなくなり、ボーッとしたり、暑くもないのに汗をかいたりしがちです。そんなときは、セロリの血を下ろす力を使い、紫玉ねぎのアントシアニンで血液の流れをよくし、体中を循環させます。

ぶどうは抗酸化作用を取り入れる意味もあり、ポリフェノールを多量に含む種ごと攪拌《かくはん》して食べるのがおすすめ。同じく抗酸化作用のあるミニトマトも一緒に食べると、疲労回復にかなりの効果があります。

★材料（4人分）

セロリ……1本
紫玉ねぎ……1/4個
いんげん……6本
ぶどう……8粒
ミニトマト……1パック
菊花……2個
ハチミツ……小さじ1/2

ドレッシング

秋の薬膳ハーブティーの具(みかん、菊花、しょうが)……全量(P197参照)
オリーブオイル……大さじ2
米酢……大さじ1
塩……ひとつまみ
カルダモン(パウダー)……小さじ1/2

★作り方

01

セロリと紫玉ねぎは粗みじん切りにする。いんげんは水から入れて4分ゆで、ざるに上げて、水を通さず4cm長さに切る。菊花とハチミツを和えておく。

02

ドレッシングの材料をフードプロセッサーにかける。カルダモンは最後に加えて混ぜる。

03

セロリ、紫玉ねぎ、いんげん、ぶどう、ミニトマトを合わせ、**02**のドレッシングで和える。これを器に盛り、菊花ハチミツを散らす。

薬膳おでん

　メインの薬膳おでんは、ブイヨンの具を取っておいて、がんもどきやこんにゃくを加えるだけ。本格的な冬を迎える前に、温かい料理で、体の保温性を高めておくことは、冬を元気に過ごす備えになります。

　そういう時期には、お腹の中がほっこりするおでんに手が伸びるはず。家庭で、スパイシーな薬膳おでんを作ってみてはいかがでしょう。じっくりと弱火で煮れば、素材の旨みが凝縮し、しょうゆは最小限の分量ですみます。

★材料（4人分）

秋の基本のブイヨン……全量
ブイヨンの具（ベーコン串、大根、じゃがいも）……全量
がんもどき……2個
こんにゃく……1枚
昆布……3cm角4枚
いんげん……8本
日本酒……大さじ2
しょうゆ……大さじ2

★作り方

01

がんもどきは半分に切り、こんにゃくは三角に4等分し、ざるの上にのせて、熱湯をかける。

02

ブイヨンを煮込んでいく途中で、大根がやわらかくなったら、昆布、がんもどき、こんにゃくを加えてさらに煮込む。

03

日本酒、しょうゆを加えて調味する。いんげんを加えてさっと火を通す。鍋ごと食卓に出して、取り分けながらいただく。

秋の薬膳ハーブティー

乾燥とカラ咳、空っ風からくる目の不具合を改善するお茶です。

菊花は、夏の間に渇水した体に保水性を与え、肝機能の働きを正常化し、眼精疲労の回復にも役立ちます。肝機能が落ちてくるとストレスが高まり、体が引き締まりますが、菊花はそれをゆるめてくれるのです。

みかんを加えるのは、ストレス過多になると甘いものが欲しくなるから。早生みかんに火を入れて、甘味を出しています。

そこに、焙じた緑茶の苦味を加え、唾液分泌をよくして、胃腸内の飽満感を改善します。気温が下がってくると、腸の働きが滞りがちになるので、お腹に張りを感じるのです。お腹をゆるめ、唾液を出して乾燥を防ぐことが大事です。

★材料（4人分）

早生みかん……1個
しょうがのみじん切り……小さじ1
菊花……4個
緑茶……小さじ3
日本酒……大さじ1
水……1ℓ
ローズマリー……数枚

★作り方

01 フライパンに緑茶を入れて、弱火でじっくりと焙じる。香ばしい香りを立てながら薄い茶色にする。

02 みかんは皮ごと半月に切る。鍋にしょうがを入れて、中火でしっかりとから煎りし、みかんを入れて水分を飛ばしながら炒める。みかんの汁気がなくなってきたところで菊花をばらしながら入れ、日本酒を加えてさっと混ぜ、アルコール分を飛ばす。

03 **02**に**01**を入れてさっくりとひとまとめにする。水を注ぎ、じっくりと中火で煮立てないようにかき混ぜながら6分ほど抽出させる。

04 ローズマリーは叩いて枝から外して**03**に加える。これを漉してカップに注ぎ、菊の花弁をあしらう。

冬レシピ

体力が消耗しがちな冬の季節は、滋養のある食材を使い、濃いめの出汁味で旨みを濃くし、栄養の吸収をよくします。また、肌の乾燥が気になるこの季節は、コラーゲンをたっぷり摂りたいもの。

寒さに対抗するには、造血と血液循環に配慮して、血と気の巡りが滞らないよう、デトックスにも気をつけます。

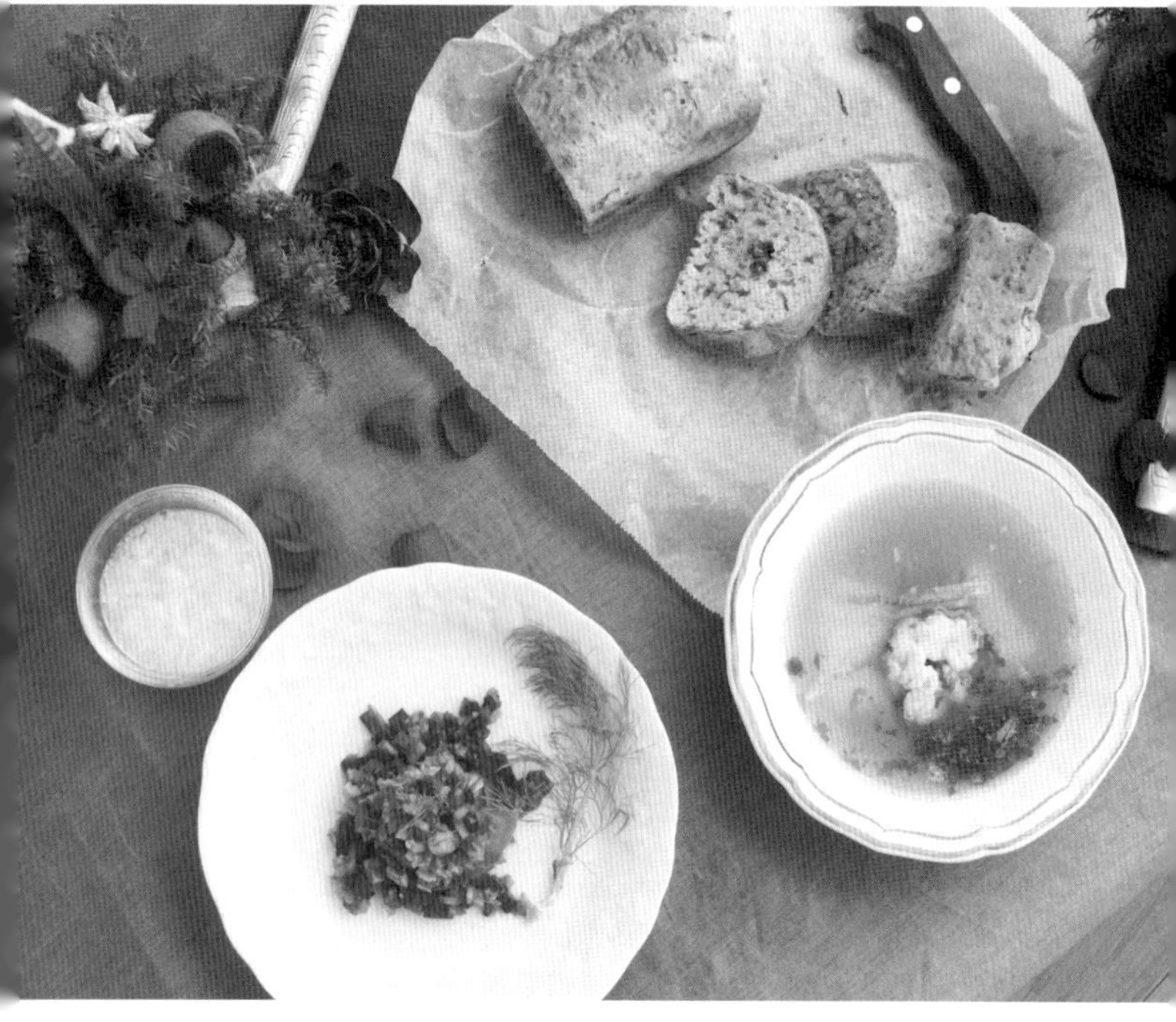

冬の基本のブイヨン

冬のブイヨンは、大豆の旨み、昆布の旨み、煮干しの濃いアミノ酸の旨み、長ねぎの甘味からくる旨み、りんごの酸味からくる旨み、それに、クランベリーの甘味などの調和で成り立っています。つまり、素材の旨みを十分に引き出して滋養を高め、保温効果が持続するブイヨンなのです。

気温が低く10度以下になる日は、煮干しで取った濃いめの出汁がおすすめ。これを飲むと、芯から体が温まります。

★材料（4人分）

大豆(乾燥)……1/3カップ
昆布……3cm角1枚
煮干し……10g
りんご……1/4個
長ねぎ……1本
ドライクランベリー……大さじ2
塩麹……1/3カップ
キヌア……大さじ3
水……2ℓ

★作り方

01

りんごはいちょう切りにし、長ねぎは小口切りにする。

02

鍋に**01**、昆布、大豆、煮干し、ドライクランベリー、塩麹を入れて水を注ぎ、大豆が食べやすい硬さになるまでじっくりと、弱火で20分ほど煮込む。

03

キヌアを加えてさらに10分ほど煮て、ざるで漉す。

白子入り薬膳お雑煮

このお雑煮は、基本のブイヨンさえ作っておけば、忙しい年末でも簡単に作ることができます。

白子のコラーゲンは肌を保湿する美肌成分です。肌細胞の一つ一つをつなげる再生の役割も果たすので、肌荒れにも効果的。じっくり焼くことによって、その作用が引き出せます。

甘味のあるレディサラダで、シャキシャキした食感を出しますが、なければ、青首大根の青い部分から2cmくらい下の白い部分でも同じ甘味と食感を得ることができます。

★材料（4人分）

冬の基本のブイヨン……1.2ℓ
日本酒……大さじ3
しょうゆ……大さじ2
本葛粉……大さじ1

具材

鱈白子……1腹
にんじん……1/2本
レディサラダ（皮の赤い大根）……1/2本
青じそ……2枚
餅……4個
ゆずの皮のせん切り……少々

★作り方

01

白子は塩水（分量外）につけて15分ほど置き、一口大に切る。これをグリルの中火で焦げ目がつくまで焼く。

02

にんじんはいちょう切りにする。レディサラダはマッチ棒サイズの細切りにし、青じそはせん切りにする。

03

鍋にブイヨン、にんじん、餅を入れ、中弱火で加熱する。にんじんに火が通ったら、日本酒、しょうゆを加え、同量のブイヨンまたは水で溶いた葛粉を入れてとろみをつける。

04

03を器によそい、レディサラダ、**01**、青じそ、ゆずの皮の順に彩りよく盛りつける。

ピンクのグラデーションカラーサラダ

赤い食材は、造血作用と血液循環を促してくれます。寒さが厳しくなると女性はとくに、瘀血が気になってきます。目の下のクマや、リンパの滞りによる関節の痛みが出てきたり、骨盤内の滞りでお腹の中に血がたまっている状態になり、下肢のむくみが出てきたりします。

造血作用のある赤ビーツと、血液をサラサラにする赤玉ねぎを使い、ゆずの酸味で唾液分泌を促し、炭酸水でも血液の流れをよくします。塩麹で浸透圧の安定をはかり、水分バランスを整え、日本酒を加えることで、気の巡りの調整をします。

★材料（4人分）

ビーツ……1/2個
赤玉ねぎ……1/4個
冬の基本のブイヨンの具の大豆、キヌア……各全量

ドレッシング
滋養ハーブティーの具（P203参照・茶葉は取り除く）……全量
塩……ひとつまみ
冬の基本のブイヨン……大さじ1

ゆずペースト
ゆず……1個
塩麹……小さじ1
日本酒……小さじ1

ゆずビネガーもどき
ゆずペースト……大さじ1
天然発泡の炭酸水……大さじ2

フェンネルの葉（飾り用）……適量

★作り方

01
ビーツは粗みじん切りにし、赤玉ねぎはみじん切りにする。

02
ドレッシングの材料をフードプロセッサーにかける。

03
ゆずペーストを作る。ゆずは種を取り除き、適当な大きさに切る。ゆず、塩麹、日本酒をフードプロセッサーで攪拌する。このゆずペーストに炭酸水を混ぜて、ゆずビネガーもどきを作る。

04
01とブイヨンの具を**02**で和え、皿に盛ってフェンネルの葉をあしらい、**03**を添える。

★材料（18cmパウンド型1本分）

春菊……100g
モッツァレラチーズ……大さじ1
ハチミツ……小さじ1
牛乳（ブラウンスイス）……大さじ4
冬の基本のブイヨン……大さじ1
卵……3個

粉類

薄力粉……150g
ベーキングパウダー……小さじ2/3
コリアンダー（パウダー）……小さじ1/2

具材

ししゃも……2本
塩麹……小さじ1
クローブ（パウダー）……ひとつまみ
松の実……大さじ1
クコの実……大さじ1

★作り方

01 春菊はさっとゆでて水気をきり、粗く刻む。ししゃもは焼いてから塩麹とクローブで和える。粉類は合わせてふるっておく。オーブンを180度に予熱する。型にオーブンペーパーを敷く。

02 フードプロセッサーにゆでた春菊、モッツァレラチーズ、ハチミツ、牛乳、ブイヨンを入れてペースト状にし、卵を加えて攪拌する。

03 ボウルに02とふるった粉類を入れて、混ぜ合わせる。

04 型に03の生地を半分まで流し入れ、01のししゃも、松の実、クコの実を入れ、残りの生地を流し入れる。これを予熱をかけた180度のオーブンで30分ほど焼く。食べやすく切り分け、お好みでローズマリーやラズベリーをあしらう。

★作り方

01

鍋にしょうがを入れてしっかりとから煎りし、甘い香りを引き出す。りんごを加え、軽くきつね色になるまで炒め、ローズマリー、ラズベリーリーフを入れ、日本酒を回し入れて水分を飛ばしたら、水を注ぎ入れる。

02

01を弱火で6分ほどじっくり加熱し、抽出して漉す。これを、冷凍ラズベリーを入れたカップに注ぎ入れる。

薬膳クリスマスケークサレ

保存食品をうまく使った一品ですが、栄養を入れることと、それを出すデトックスの作用をバランスよく集合させてみました。

春菊は胃腸の働きを整えてくれ、温性なのでデトックス作用があります。モッツァレラチーズは良質の乳成分の働きでリラックスさせ、カルシウムを補強し、保湿作用もあります。ハチミツは酵素の働きで体の浸透圧を安定させます。薄力粉と卵の良質のタンパク質を合わせることによって、寒性の働きをゆるめ、またチーズの発酵の働きで温性に近づけます。

コリアンダーもデトックス効果の高い温性の働きをします。ししゃもにからめたクローブの甘味と苦味は、舌の奥からも出る唾液腺の詰まりを改善します。

また、通常のケークサレは多量のオリーブオイルを使いますが、ここではいっさい油脂を使わず、松の実の持つオイリーな風味を生かしました。クコの実も保温性を高め、甘味を加えます。時間が経つとしっとりしてくる、色もきれいなクリスマスにふさわしいケークサレです。

参考

クリスマス時期の滋養ハーブティー

★材料（4人分）

しょうがのみじん切り……小さじ2
青りんごのみじん切り……大さじ2
ローズマリー（ドライ）……大さじ1
ラズベリーリーフ（ドライ）……大さじ3
冷凍ラズベリー（またはラズベリージャム）……小さじ1
日本酒……大さじ1
水……1ℓ

切りとり線

★読者のみなさまにお願い

この本をお読みになって、どんな感想をお持ちでしょうか。祥伝社のホームページから書評をお送りいただけたら、ありがたく存じます。今後の企画の参考にさせていただきます。また、次ページの原稿用紙を切り取り、左記編集部まで郵送していただいても結構です。

お寄せいただいた「100字書評」は、ご了解のうえ新聞・雑誌などを通じて紹介させていただくこともあります。採用の場合は、特製図書カードを差しあげます。

なお、ご記入いただいたお名前、ご住所、ご連絡先等は、書評紹介の事前了解、謝礼のお届け以外の目的で利用することはありません。また、それらの情報を6カ月を超えて保管することもありません。

〒101-8701（お手紙は郵便番号だけで届きます）
祥伝社　書籍編集部　編集長　萩原貞臣
電話03（3265）1084
祥伝社ブックレビュー　http://www.shodensha.co.jp/bookreview/

◎本書の購買動機

＿＿＿新聞の広告を見て	＿＿＿誌の広告を見て	＿＿＿新聞の書評を見て	＿＿＿誌の書評を見て	書店で見かけて	知人のすすめで

◎今後、新刊情報等のメール配信を　希望する・しない

（配信を希望される方は下欄にアドレスをご記入ください）

@

100字書評

余命3カ月のガンを克服した私が食べたもの

住所

名前

年齢

職業

余命《よめい》3カ月《げつ》のガンを克服《こくふく》した私《わたし》が食《た》べたもの
四季《しき》の食材《しよくざい》と実践《じつせん》レシピ

平成28年2月5日　初版第1刷発行
平成29年8月30日　　　第6刷発行

著　者　髙《たか》遠《とう》智《とも》子《こ》
発行者　辻　浩　明
発行所　祥《しよう》伝《でん》社《しや》
〒101-8701
東京都千代田区神田神保町3-3
☎03(3265)2081(販売部)
☎03(3265)1084(編集部)
☎03(3265)3622(業務部)
印　刷　萩原印刷
製　本　ナショナル製本

ISBN978-4-396-61552-9 C0095　Printed in Japan
祥伝社のホームページ・http://www.shodensha.co.jp/